그림으로 배우는 닥터바이스의

당뇨병·고혈압 실전관리 로드맵

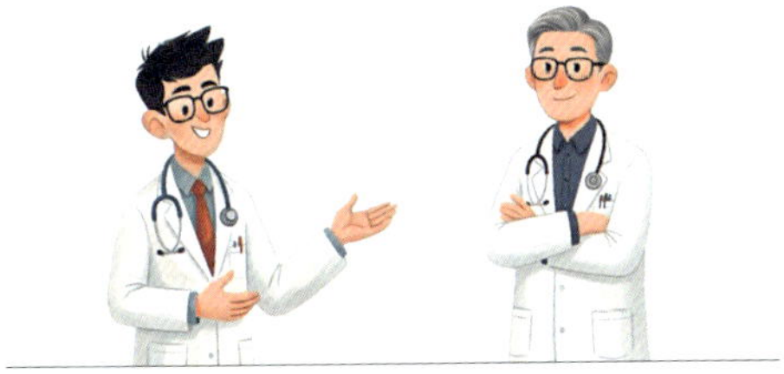

그림으로 배우는 닥터바이스의

당뇨병·고혈압 실전관리 로드맵

조재형 · 이석종 지음

아침사과

추천사

고혈압과 당뇨병 같은 만성질환은 단순한 의학적 치료만으로는 한계가 있습니다. 결국 질환의 예후를 좌우하는 것은 환자의 실천이고, 그 실천의 핵심은 바로 교육입니다.

하지만 의료 현장에서는 여전히 시간과 자원의 제약 속에서 환자 교육이 충분히 이뤄지기 어려운 것이 현실입니다.

이러한 상황에서 '닥터바이스'는 오랜 임상 경험과 실제 데이터를 바탕으로 만들어진, 현장 중심의 자가관리 교육 콘텐츠라는 점에서 매우 주목할 만합니다. 특히 디지털 기반의 콘텐츠를 도서로 정리하여 환자들이 언제 어디서든 손쉽게 펼쳐보고 실천할 수 있도록 구성한 이번 책『그림으로 배우는 닥터바이스의 당뇨병 · 고혈압 실전관리 로드맵』은 자가관리의 실효성을 한층 높이는 데 큰 도움이 될 것입니다.

이번 도서에는 의학적 전문성과 교육적 효과가 조화를 이루고 있습니다. 복잡한 의학지식을 단순히 전달하는 데 그치지 않고, 시각자료와 함께 환자의 이해를 돕는 구조로 구성되어 있다는 점이 인상적입니다. 이는 단순한 설명을 넘어, 환자 스스로 '왜', '어떻게' 질환을 관리해야 하는지를 체감하고 행동으로 옮기게 하는 힘을 가질 수 있습니다.

내과의사로서 수많은 만성질환 환자들을 진료해온 입장에서, 이 책은 의사와 환자 모두에게 필요한 교육 자료라고 확신합니다.

질환 관리의 패러다임이 '치료'에서 '예방과 실천'으로 바뀌고 있는 지금, 이 책은 환자의 건강 여정에 있어 신뢰할 수 있는 나침반이 되어줄 것입니다.

대한내과의사회 회장

이정용

서문

**"의사의 디지털 교육 시스템, 닥터바이스.
이제 책으로도 만나보실 수 있습니다."**

고혈압과 당뇨병 같은 만성질환을 앓는 환자 수가 급격히 늘고 있습니다. 현재 고혈압 환자는 약 1,200만 명, 당뇨병 환자는 약 600만 명이며, 당뇨병 전단계 인구는 무려 1,500만 명에 달합니다. 이러한 질환은 초기엔 증상이 거의 없어 자칫 치료와 관리를 소홀히 하기 쉽습니다. 그러나 한 번 합병증이 발생하면 삶의 질이 급격히 떨어지고, 기대수명 단축과 높은 의료비 부담으로 이어질 수 있습니다.

이러한 만성질환은 무엇보다 예방과 꾸준한 자가관리가 핵심입니다. 하지만 증상이 없는 상태에서 이를 지속적으로 실천하기란 매우 어렵습니다. 병원 진료와 상담, 정기적인 검사는 중요한 관리 수단이지만, 환자 스스로의 참여와 실천이 없다면 그 효과는 제한적일 수밖에 없습니다.

특히 당뇨병 관리에서는 DSMES(Diabetes Self-Management Education and Support), 즉 자가관리 교육과 지원의 중요성이 강조됩니다. 이는 단순한 정보 전달을 넘어, 환자가 실천 가능한 지식을 습득하고 삶에 적용할 수 있도록 돕는 교육이 필요하다는 의미입니다.

저는 오랜 기간 당뇨병 환자의 자가관리를 위한 디지털 헬스케어 시스템을 개발하고,

다양한 임상 연구를 통해 그 효과를 검증해왔습니다. 그렇게 탄생한 것이 바로 '닥터바이스(Doctorvice®)'입니다. 이 시스템은 많은 의사들과 환자들이 실제 진료 현장에서 활용하고 있으며, 20년 이상 축적된 경험과 기술이 담겨 있습니다.

닥터바이스는 주치의가 환자에게 개별화된 교육을 제공할 수 있도록 도와주며, 환자는 이를 통해 생활습관을 개선하고, 약물 복용 순응도를 높이며, 질환과 합병증에 대한 이해도를 향상시킬 수 있습니다. 현재 시스템에는 3,000건 이상의 교육 콘텐츠가 탑재되어 있으며, 이는 실제 임상 현장에서 활발히 활용되고 있습니다.

이 자료들은 단순한 정보 나열이 아니라, 의사와 환자 간의 원활한 소통을 돕고, 도식화된 시각자료를 통해 환자가 쉽게 이해할 수 있도록 구성되어 있습니다. 또한, 국내의 다양한 임상 교수, 전문의, 정부 기관, 관련 학회와의 협업을 통해 제작된 만큼, 그 전문성과 신뢰성 역시 최고 수준이라고 자부합니다.

이번 책은 이러한 고품질 교육 자료들 중 환자 자가관리에 꼭 필요한 핵심 정보만을 엄선해 한 권으로 엮은 것입니다. 저는 임상 현장에서 오랜 시간 교육을 진행하며, 시각자료의 교육 효과를 직접 체감해왔습니다.

2000년대 초, 내과 전공의 시절부터 의학 지식을 효과적으로 전달하는 방법을 고민했고, 지금도 같은 병원에서 근무 중인 주지현 교수, 장정원 교수와 함께 『로드맵 임상내과학(Clinical Road Map of Internal Medicine)』을 출판했습니다. 이 책은 시각화된 교육자료를 통해 학습 효과를 높이는 방법을 제시하며 큰 반향을 일으켰습니다.

(해당 출판 스토리는 유튜브에서 "세바시 15분 54회 – 우리 의학교과서의 세계진출, 그 15년의 기록"을 검색해 보시면 확인하실 수 있습니다.)

이러한 경험은 환자 교육에서도 직관적이고 체계적인 시각자료가 반드시 필요하다는 확신으로 이어졌고, 이후 저는 '지도처럼 한눈에 보이는 의학 교육자료' 개발에 매진해왔습니다.

이 책은 그러한 노력의 집약체로, 언제 어디서든 환자가 직접 펼쳐보고 이해하며 실천할 수 있도록 구성되어 있습니다. 어느 페이지를 펼치셔도, 실질적인 도움이 되는 정보와 전문가의 세심한 고민이 담긴 콘텐츠를 만나보실 수 있을 것입니다.

이 책이 독자 여러분의 자가관리에 도움이 되고, 여러분만의 건강 로드맵을 만들어가는 데 작은 이정표가 되길 진심으로 바랍니다.

대표저자

조재형

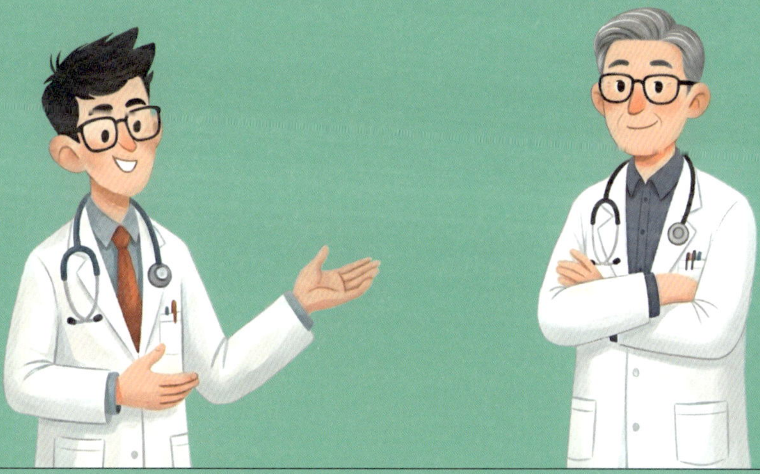

Contents

Contents

4-2. 스트레스 관리가 고혈압 조절의 핵심

PART 5

질환 바로알기 - 혈당·혈압 관리를 위한 기본 지식

5-1. 당뇨병, 핵심만 짚어보기

5-2. 고혈압, 내가 알아야 할 기본 정보

Contents

Contents

PART 8

합병증 - 미리 알고 예방하는 것이 최선의 치료

8-1. 당뇨병 합병증 예방과 관리의 모든 것: A to Z

8-2. 고혈압 합병증, 예방과 관리로 삶의 질을 지키는 법

PART 9

술과 담배 - 가장 강력한 생활 위험 요인

9-1. 술, 마셔도 될까? 당뇨병·고혈압 환자의 올바른 음주법

9-2. 담배, 이 악연을 끊어야 내 건강도 지킨다!

PART 10

닥터바이스와 함께하는 건강관리

10-1. 건강도 이제 스마트하게 관리하자!

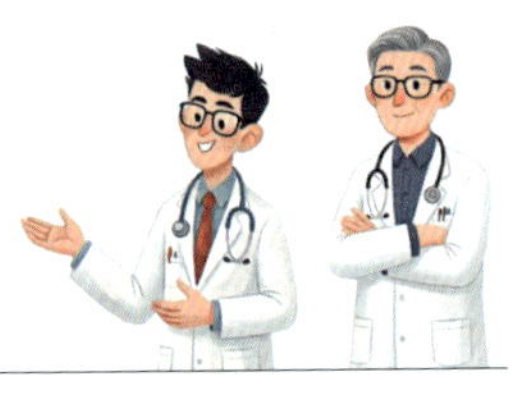

PART 1

체중관리 -
혈당과 혈압을
동시에 잡는 핵심 전략

생활습관의 변화로 인해 비만, 특히 복부비만이 급격히 증가하면서 다양한 만성질환과 합병증의 주요 원인이 되고 있습니다.

따라서 체중을 감량하고 목표 체중을 유지하는 것은 만성질환 관리의 출발점이라 할 수 있습니다.

이 장에서는 효과적인 혈당과 혈압 조절을 위해 왜 체중 관리가 필요한지, 그리고 이를 실천하는 방법을 함께 살펴보시기 바랍니다.

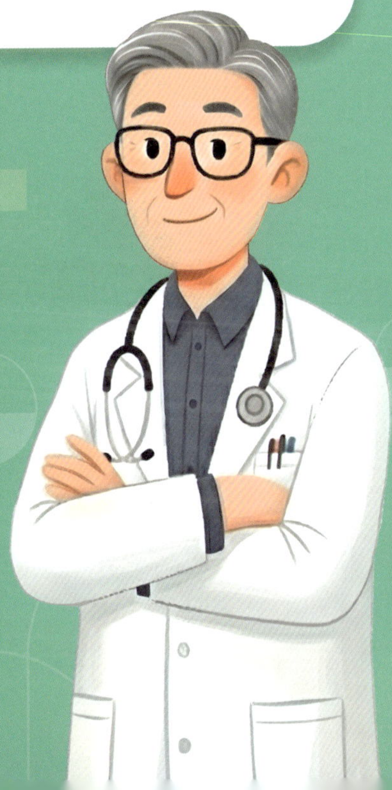

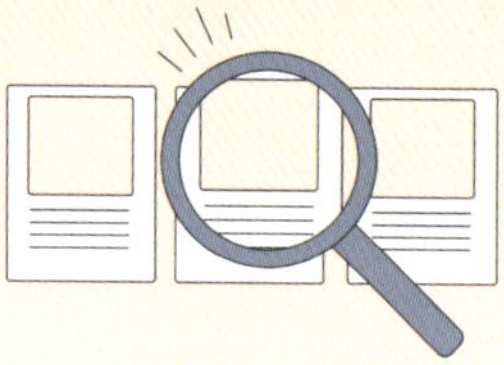

1-1

살과 함께 위험도 줄이자!

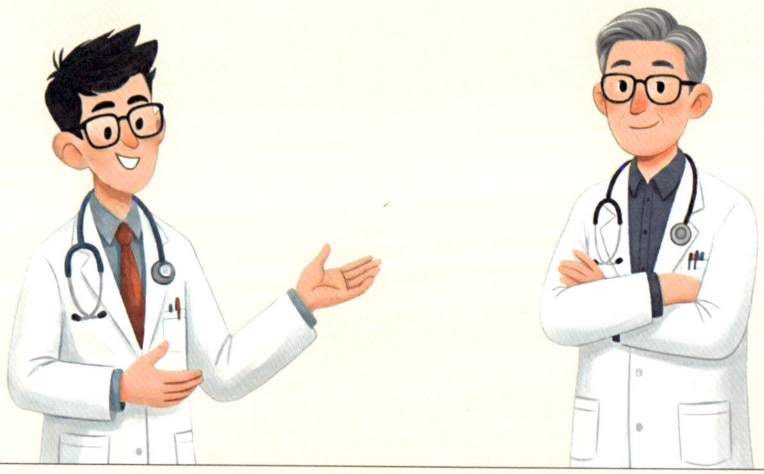

체중 감량이 건강에 미치는 긍정적 영향

체중 0-5% 감량 시
고혈당 및 고혈압의 위험이 감소합니다.

체중 5-10% 감량 시
2형 당뇨병 예방, 고지혈증, 천식, 요실금, 이상지질혈증 등의 위험이 감소합니다.

체중 10-15% 감량 시
위식도역류질환, 무릎골관절염 등의 위험이 감소합니다.

체중 15% 이상 감량 시
심뇌혈관 사망률, 심부전, 뇌혈관질환 등의 위험이 감소합니다.

체중 감량을 통해 건강과 삶의 질을 향상시킬 수 있습니다.

당뇨병 환자는 체중을 왜 감량해야 할까요?

체중 증가와 복부비만으로 인슐린 저항성이 커지면
베타세포가 조기 노화되어 인슐린 분비가 줄고 **혈당이 증가**합니다.

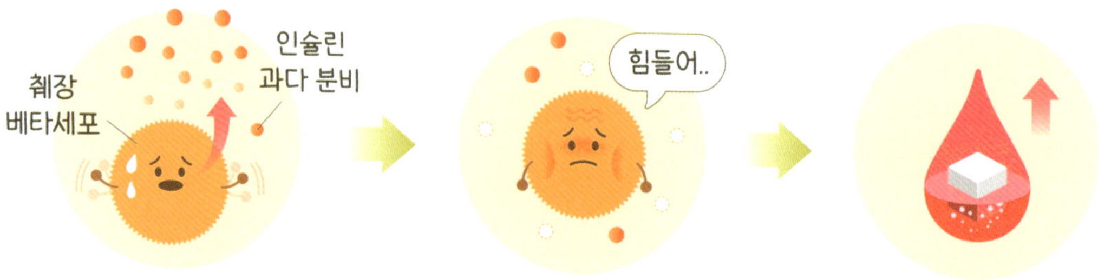

인슐린 저항성 증가 → **베타세포 조기 노화** (인슐린 분비 감소) → **혈당 증가**

베타세포의 인슐린 과다 분비는
작은 트럭에 많은 짐을 싣는 것과 같아요.

잘 달리기 위해서는
엔진에 부담되는 짐을 덜어야 해요!

따라서, **체중 감량**과
허리둘레 감소는 매우 중요해요!

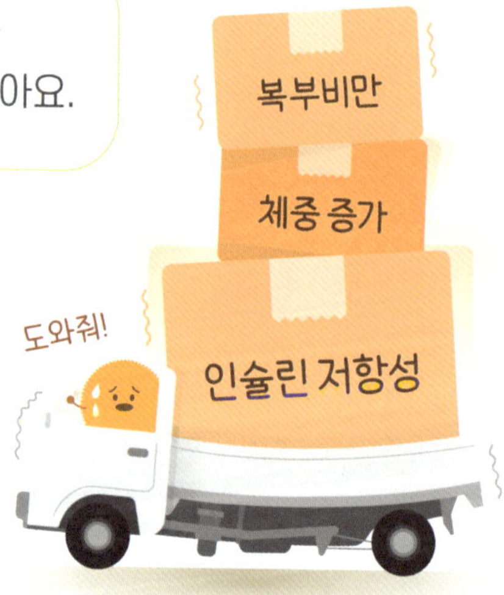

적은 베타세포 양을 가진 한국인은
엔진이 작은 트럭과 같아요!

조재형(서울성모병원 내분비내과)

당뇨병 환자의 체중관리

Q. 체중조절이 필요한 경우는?

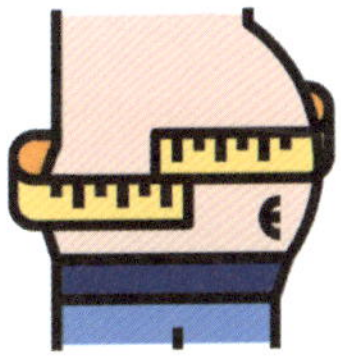

- **체질량지수(BMI)** : 과체중은 23kg/㎡, 비만은 25kg/㎡ 이상

$$\text{BMI 지수} = \frac{\text{몸무게 (kg)}}{\text{신장 (m)} \times \text{신장 (m)}}$$

- **복부비만** : 허리둘레가 남자 90cm, 여자 85cm 이상인 경우

Q. 체중조절이 필요한 이유?

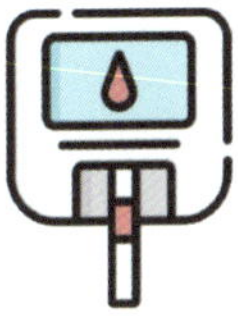

- **당뇨병 발병률 상승** : 과체중일수록 **당뇨병 발생** 위험성 증가
- **인슐린 저항성 증가** : 과체중, 복부비만일수록 **인슐린 저항성** 증가
- **당뇨 합병증 증가** : 고혈압, 신장, 심장질환 등 **당뇨 합병증** 증가

Q. 체중감량, 어떻게 해야 할까요?

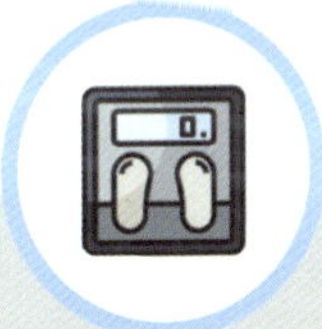

5~10% 체중감량
혈당조절 및
동반질환 개선

1일 500kcal 적게
먹으면 1주에 0.5kg,
6개월에 8% 감량

규칙적인 식사
야식,과식,금식X
하루 3끼 균형식

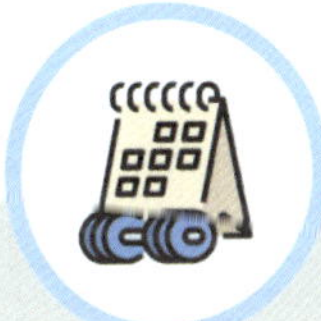

규칙적인 운동
주3~5회, 30~45분
중등도 강도로

고혈압, 체중관리로 개선하기

체중 증가가 혈압 상승을 유발하며,
체중 감소 시 혈압이 개선될 수 있습니다.

< 체중 10kg 감소 시 >

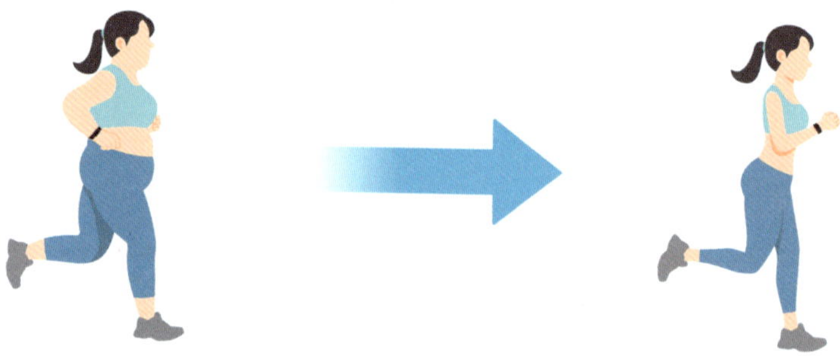

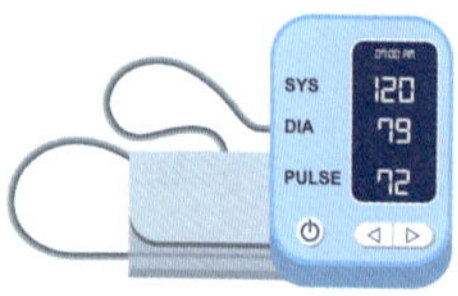

① **수축기 혈압** 25mmHg 감소

② **이완기 혈압** 10mmHg 감소

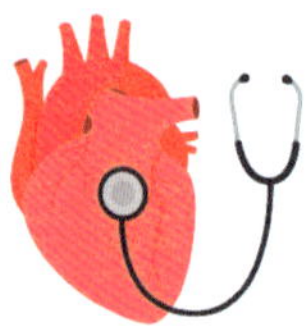

③ 심박수 및 콜레스테롤, 혈당 감소

체중관리가 고혈압 예방과 개선에 중요한 역할을 합니다.

조재형(서울성모병원 내분비내과)

고혈압, 꼭 살을 빼야 하나요?

비만도 평가(BMI)

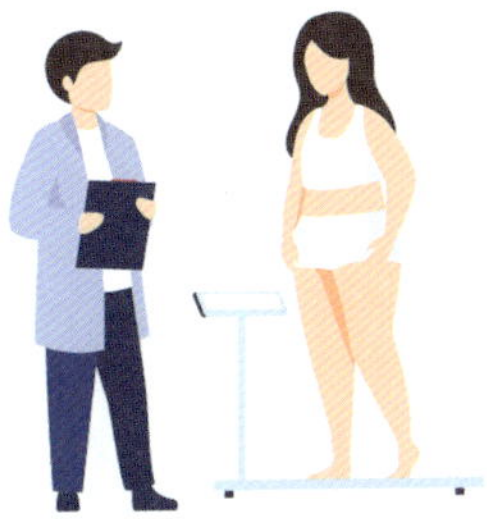

$$\frac{\text{현재 체중(kg)}}{\text{키(m)} \times \text{키(m)}}$$

BMI(kg/m²)	판정
18.5 미만	저체중
18.5 ~ 22.9	정상 체중
23 ~ 24.9	과체중
25 이상	비만

나의 체중은 정상인가요?

신장(cm) ....

현재 체중(kg) ....

비만도(kg/m²) ....

- **정상**입니다. 현재 체중을 유지하세요.
- **과체중**입니다. 체중을 줄이세요.
- **비만**입니다. 체중을 줄이세요.

PART 2

식생활 습관 조절 - 식탁에서 시작되는 건강 관리

식사관리는 당뇨병과 고혈압 치료의 기본이자 핵심입니다.

올바른 식습관은 혈당과 혈압을 안정적으로 유지하고
합병증을 예방하며, 약물치료의 효과를 극대화합니다.

이 장에서는 탄수화물·지방·단백질의 균형 잡힌 섭취 원칙과
당지수·나트륨 조절법, 계절별·상황별 식사 요령을 다룹니다.

또한 외식 시 선택법, 간식 관리, 조리 시 유용한
실천 팁까지 익혀 건강한 식생활로 질환을 효율적으로
관리해 보시기 바랍니다.

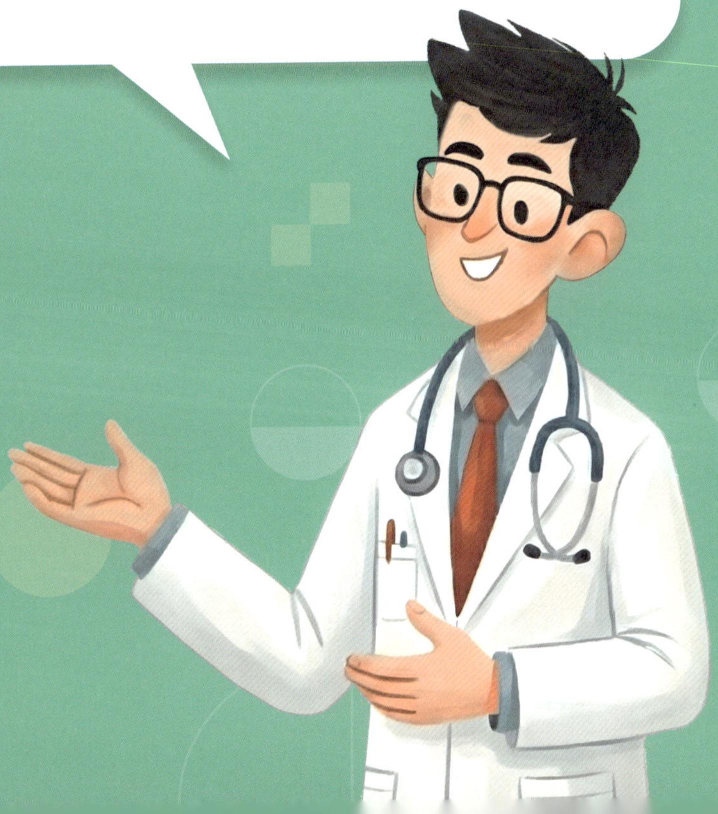

2-1

혈당을 잡아라!
당뇨병을 이기는 식사 전략

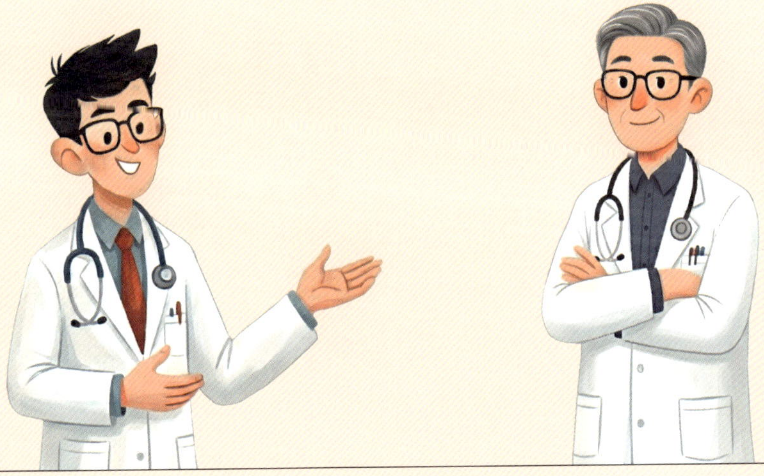

당뇨병 식사관리의 목표

식사관리의 필요성 및 방법

고혈당 방지

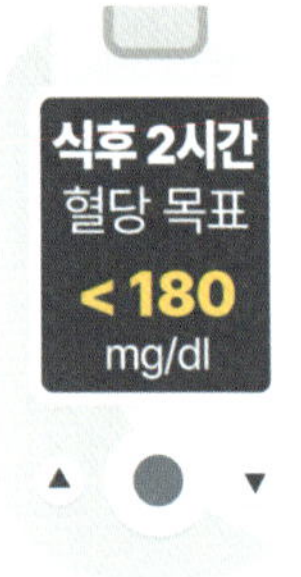
식후 2시간
혈당 목표
< 180
mg/dl

탄수화물 **과잉** 섭취 시
급격한 혈당 증가로
당뇨 **합병증** 발생

▶

탄수화물(밥, 국수, 빵, 떡,
고구마 등)을 **적당량** 섭취합니다.
단순당(설탕, 꿀, 물엿, 시럽 등)
섭취를 피합니다.

저혈당 방지

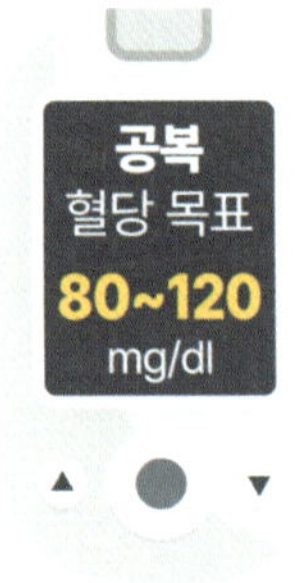
공복
혈당 목표
80~120
mg/dl

탄수화물 섭취 **부족** 시
저혈당 쇼크 발생

▶

식사를 거르지 않고
규칙적으로
필요한 양의 탄수화물을
섭취합니다.

체중 조절

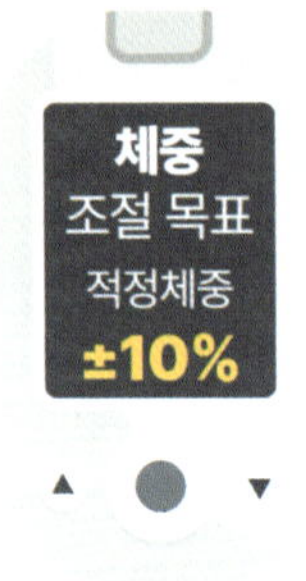
체중
조절 목표
적정체중
±10%

과식으로 인한 과체중,
비만 시
인슐린 **저항성** 증가

▶

내 키와 성별에 맞는
적정 체중을 유지하고
과식을 피합니다.

당뇨병의 식사관리 3대 원칙

01 주의! 혈당 관리를 망치는 식습관

☑ 결식

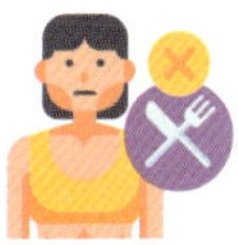

☑ 과식

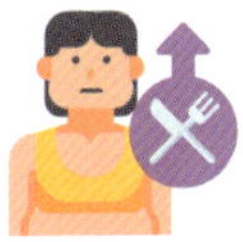

☑ 불규칙

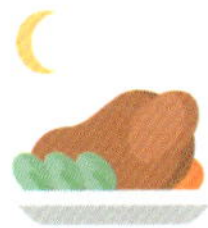

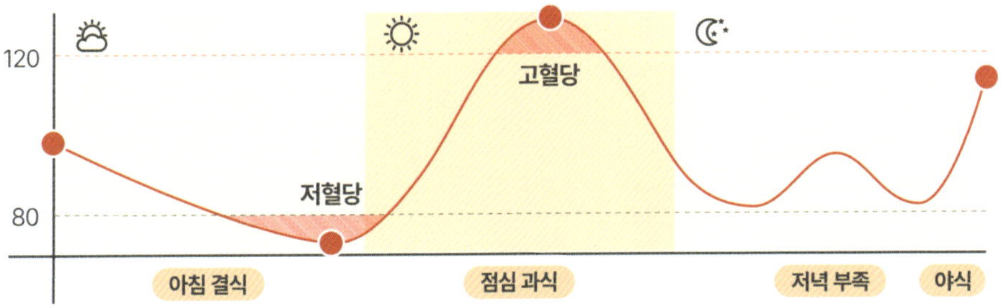

02 이렇게 드세요! 혈당 관리를 돕는 식습관

☑ 규칙적으로

☑ 적당량

☑ 골고루

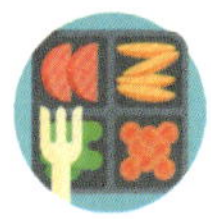

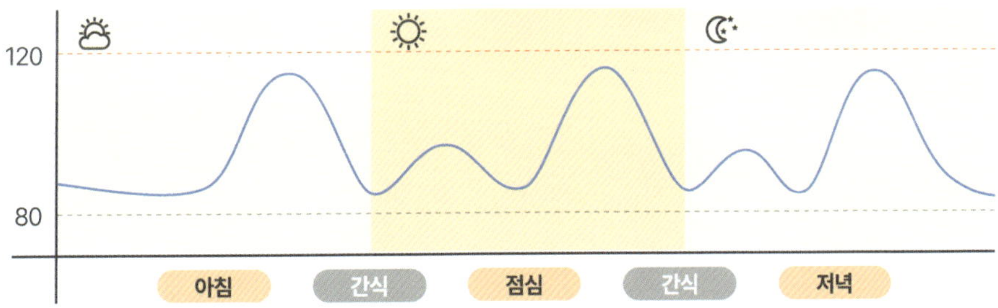

당지수와 당부하지수를 알면 관리가 쉬워져요!

당지수 (GI)

섭취 후 **당 흡수 속도**를 나타내며
수치가 높을수록 혈당을 **빨리 올려요.**

55 이하	55 ~ 69	70 이상
낮음	보통	높음

당부하지수 (GL)

1회 섭취량 기준 혈당 반응을 나타내며
수치가 높을수록 혈당을 **많이 올려요.**

10 이하	11 ~ 19	20 이상
낮음	보통	높음

늙은호박 80g GI 75 GL 3	**흰쌀밥** 150g GI 86 GL 37	**콘플레이크** 30g GI 81 GL 21
수박 120g GI 72 GL 4	**환타** 250g GI 68 GL 23	**게토레이** 250g GI 78 GL 12
파인애플 120g GI 59 GL 7	**페스트리** 57g GI 59 GL 7	**아이스크림** 50g GI 61 GL 8
고구마 150g GI 61 GL 17	**현미밥** 150g GI 55 GL 18	**쥐눈이콩** 150g GI 42 GL 13
사과 120g GI 38 GL 6	**호밀빵** 30g GI 50 GL 6	**밀크초콜릿** 50g GI 43 GL 12
포도 120g GI 26 GL 8	**대두** 150g GI 18 GL 1	**우유** 250g GI 27 GL 3

※ 당지수가 높더라도 당부하지수가 낮은 식품을 선택하는 것이 좋아요!

조재형(서울성모병원 내분비내과)

밥으로 환산한 탄수화물 함량 가이드

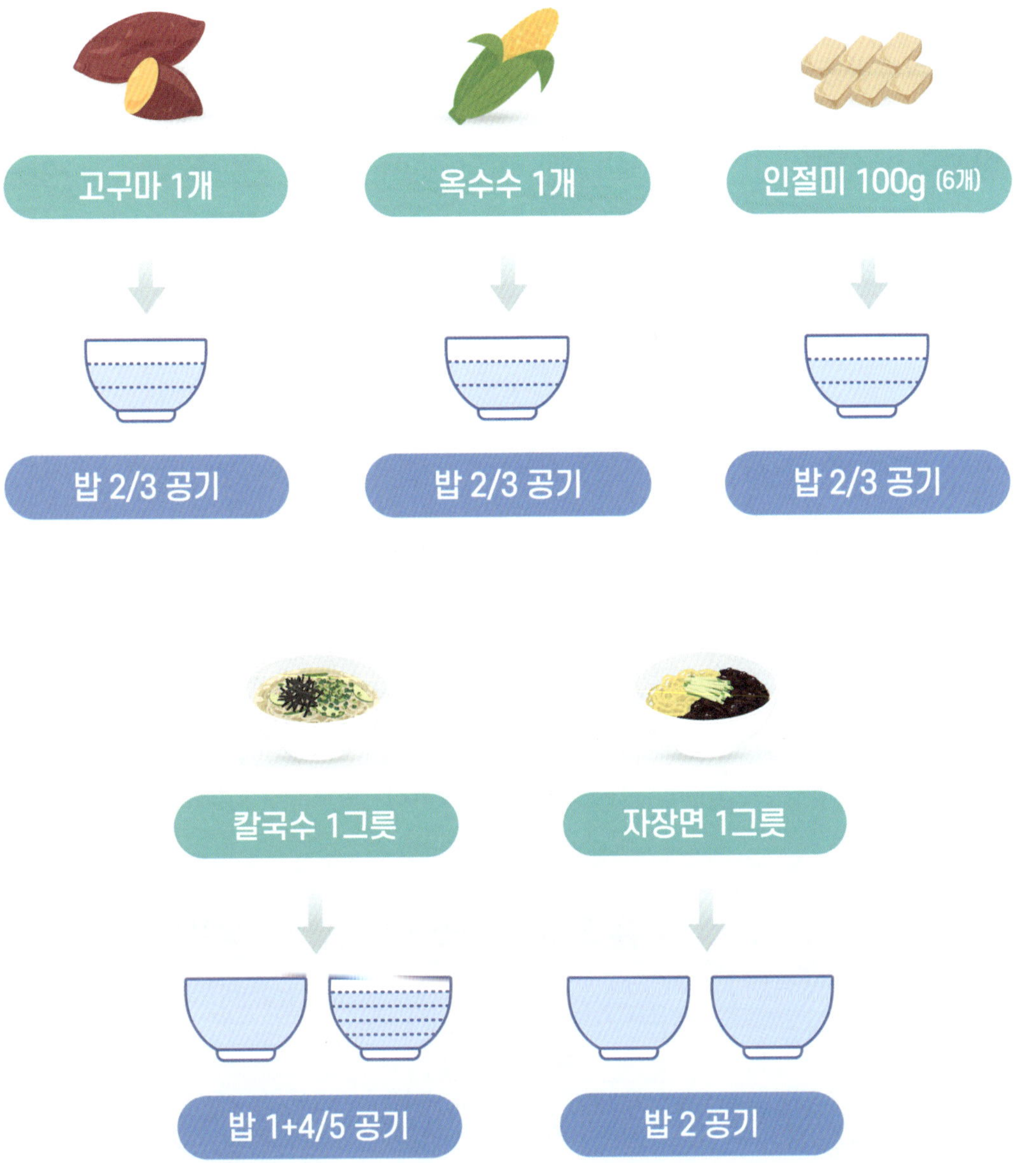
고구마 1개
밥 2/3 공기
옥수수 1개
밥 2/3 공기
인절미 100g (6개)
밥 2/3 공기
칼국수 1그릇
밥 1+4/5 공기
자장면 1그릇
밥 2 공기

조리 시 탄수화물을 줄이는 방법

메뉴별 탄수화물 함량 비교

밥 1공기의 탄수화물 함량은 69g 입니다. 키와 성별에 맞는 개인별 탄수화물량을 참고하여 섭취하되, 탄수화물 함량이 높은 메뉴의 섭취 시 양 조절이 필요합니다.

자장밥
1인분(500g)
120g

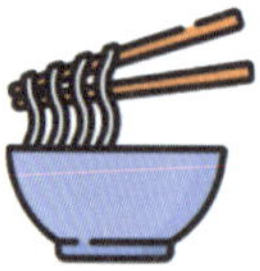

칼국수
1인분(700g)
104g

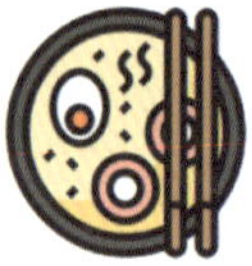

떡만두국
1인분(600g)
93g

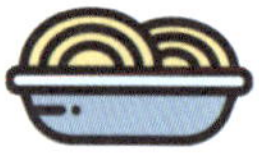

잡채
1접시(200g)
49g

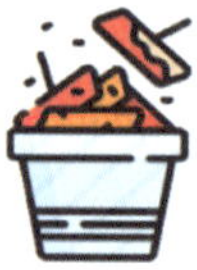

떡볶이
1접시(300g)
47g

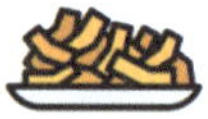

감자볶음
1접시(100g)
12g

조리 시 탄수화물을 줄이는 방법

고탄수화물 식품 줄이기

밥, 죽, 면, 떡, 빵, 감자 등
사용 및 섭취 줄이기

저탄수화물로 대체하기

곤약밥, 곤약면, 콩면, 쌀국수
등으로 대체하기

당류 사용 줄이기

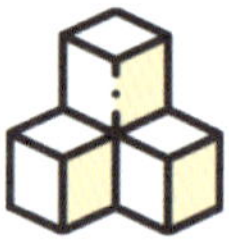

설탕, 꿀, 물엿, 시럽 등
단순당류 사용 줄이기

대체 감미료 사용하기

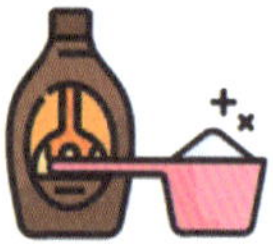

스테비아, 에리스리톨,
알룰로스 등 활용하기

당질 높은 소스 주의

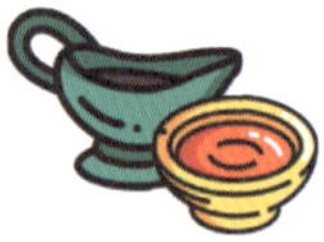

고추장, 케찹, 스테이크 소스,
샐러드 드레싱 등 주의

당질 낮은 소스 활용

간장, 식초, 겨자, 고춧가루
후추, 깨, 들기름, 참기름 등

당뇨병 환자의 단백질 섭취 가이드

01 단백질, 왜 필요할까요?

- **당질**↓ — **혈당 상승**이 적습니다.
- **포만감**↑ — **포만감**을 유지합니다.
- **아미노산**↑ — **신체 구성**에 필요합니다.

02 단백질, 어떻게 먹어야 하나요?

- ☑ **저지방 부위로** — 포화지방 적게, 껍질, 지방 제거하기
- ☑ **적당량** — 단백질 1끼 분량 만큼 섭취하기
- ☑ **달지 않게** — 설탕, 물엿 등 첨가하지 않기
- ☑ **밥 보다 먼저** — 야채 반찬과 함께 섭취하기

1끼 분량

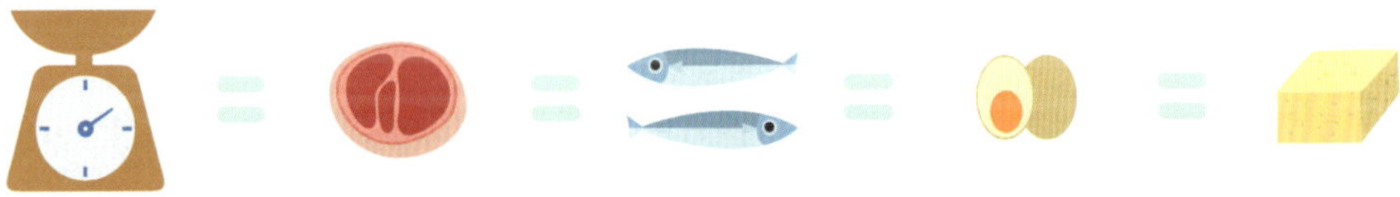

단백질	=	고기	=	생선	=	달걀	=	두부
8~16g		40~80g		1~2토막		1~2개		1/6~1/3모

심뇌혈관질환 예방을 위한 건강한 지방 섭취법

불포화지방

- 심장과 혈관 건강에 도움이 됩니다.
- 등푸른 생선, 견과류, 아보카도, 올리브유 등에 풍부해요.

▶ 적당히 섭취하세요.

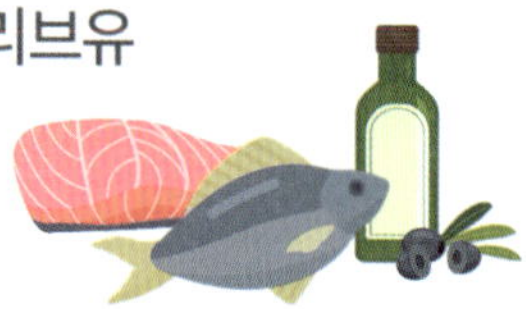

포화지방

- 지나치게 섭취하면 심뇌혈관질환 위험이 높아집니다.
- 삼겹살, 버터, 전지분유, 치즈 등에 많이 들어 있어요.

▶ 섭취를 줄이세요.

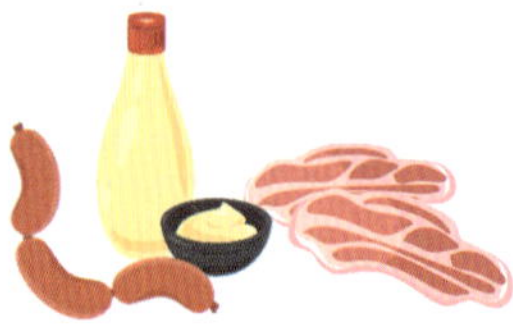

트랜스지방

- 심혈관질환의 발생 위험을 크게 높입니다.
- 마가린, 쇼트닝, 일부 제과류나 튀김류에 포함될 수 있어요.

▶ 가급적 피하세요.

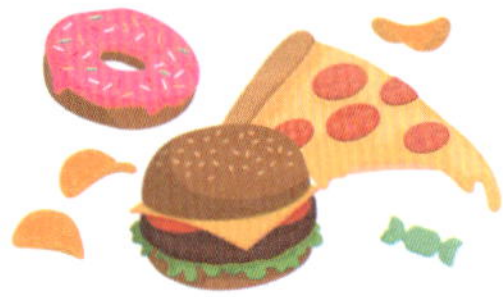

조재형(서울성모병원 내분비내과)

당뇨병 환자의 과일 섭취 기본 요령

· 과일에는 탄수화물이 많이 포함되어 있어 **과량으로 섭취하면 혈당을 올리기 때문에 주의**가 필요합니다.

· 반면에 과일에는 비타민과 무기질, 섬유소도 다량으로 함유되어 있으므로 적절하게 선택하여 먹는 것이 중요합니다.

· **1회에 1교환 단위 정도의 과일을 섭취**하는 것이 좋습니다. 아래 예시 중 한 가지만 섭취합니다.

과일 1교환 단위의 예시

중간 크기 사과
1/3개(100g)

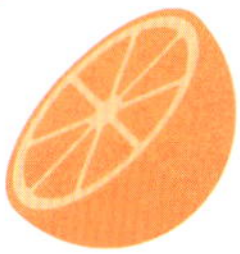

오렌지
1/2개(100g)

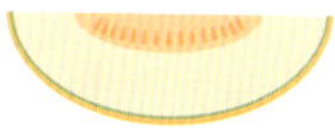

중간 크기 참외
1/3개(100g)

큰 수박 한쪽
(250g)

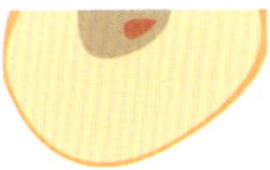

배 1/4개

딸기 10개

큰 토마토 1개
(350g)

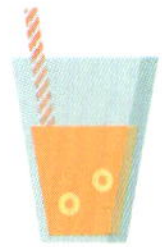

과일 주스*
반 컵

* 주스나 통조림보다는 **신선한 과일**을 먹는 것이 좋습니다. 주스를 마실 때에는 **무가당**으로 표시된 것을 고릅니다.

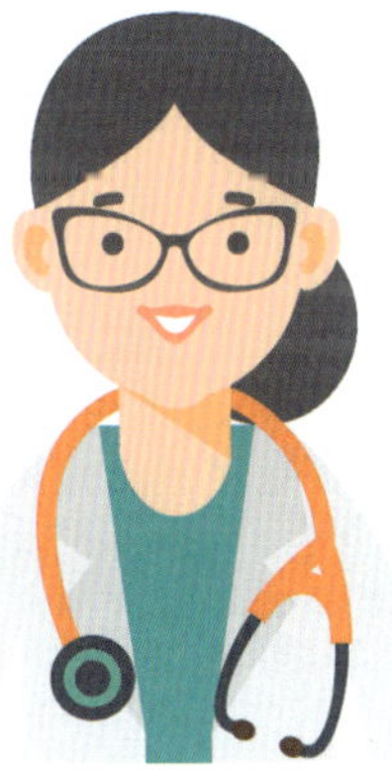

과일 여러 개를 조금씩 먹는 것이 아닙니다.
위에 나온 과일 한 가지를 하루에 1-2회 정도만 드셔야 합니다.
조금씩 먹더라도 여러 종류의 과일을 동시에 먹게 되면 매우 많은 양의 탄수화물을 한꺼번에 섭취하게 되므로 혈당이 매우 증가할 수 있습니다.

당뇨병 환자의 야채 섭취

01 야채가 왜 좋은가요?

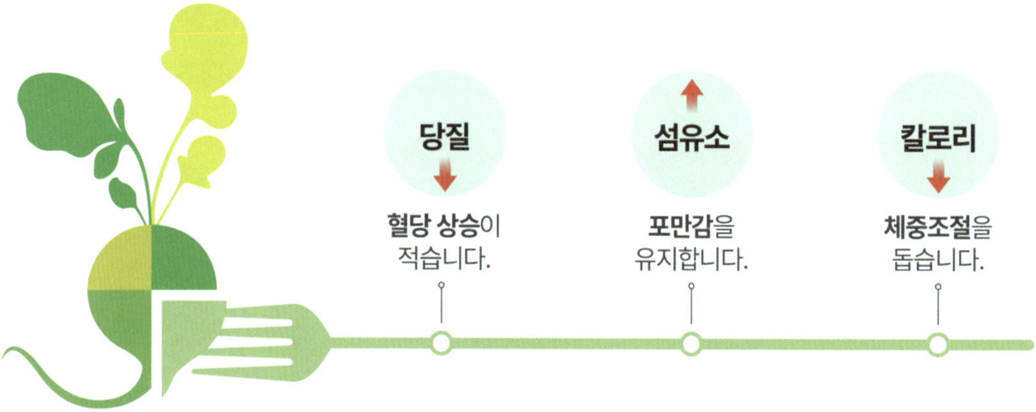

당질 ↓	섬유소 ↑	칼로리 ↓
혈당 상승이 적습니다.	**포만감**을 유지합니다.	**체중조절**을 돕습니다.

02 어떻게 먹어야 하나요?

매끼 2접시	**달지 않게**	**가공하지 않고**	**골고루**
하루 권장량 충분히 섭취하기	설탕, 소스, 꿀 등 첨가하지 않기	즙, 주스 보다는 생으로 섭취하기	단백질 반찬과 함께 섭취하기

하루 권장량

400~500g (5~7접시)

=

시금치 나물 (1접시)

× 7배

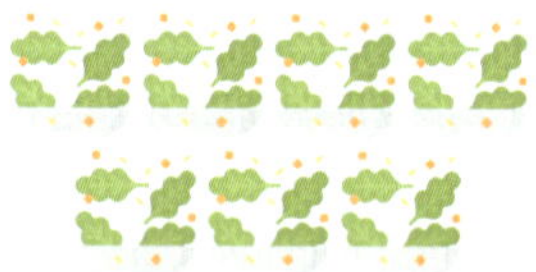

=

상추 (50g)

× 10배

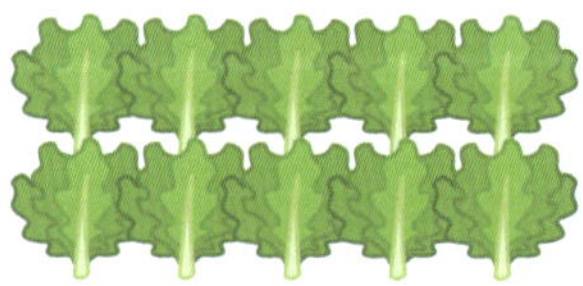

당뇨병 관리를 위한 주의식품 VS 권장식품

⚠ 주의! 혈당을 올리는 식품

곡류	과일	유제품	단순당
밥, 죽, 국수 옥수수, 감자 고구마, 밤, 빵	사과, 바나나 배, 수박, 참외 복숭아, 토마토	우유 두유 요플레	설탕, 꿀 물엿, 시럽, 과일청

매끼 적당량 섭취 | **식후 2시간 뒤 섭취 (1주먹 or 1컵)** | **⚠ 섭취 X**

혈당을 덜 올리거나 안 올리는 식품

어육류	견과류	야채, 해조류	대체당
고기, 달걀 생선, 해산물 콩, 두부	호두, 아몬드 마카다미아, 잣 해바라기씨 등	오이, 버섯, 파, 양파, 고추, 배추 김, 파래, 미역 등	스테비아 알룰로스 에리스리톨

과식 시 체중 증가 | **자유롭게 섭취할 수 있어요**

당뇨병 환자의 밑반찬 선택 가이드

밑반찬별 영양소 함량 비교

탄수화물 및 당류가 적고 식이섬유가 많은 메뉴로 선택합니다.

✕ 비추천 **고탄수화물 반찬**

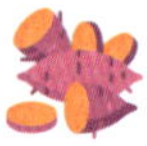

고구마 맛탕 50g

123kcal
탄수화물 **24**g
식이섬유 **2**g
당류 **9.7**g

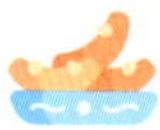

단호박 샐러드 50g

81kcal
탄수화물 **9**g
식이섬유 **2**g
당류 **7.2**g

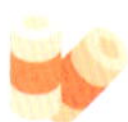

어묵 볶음 50g

98kcal
탄수화물 **12**g
식이섬유 **1**g
당류 **3.1**g

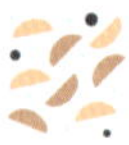

감자 조림 50g

81kcal
탄수화물 **9**g
식이섬유 **1**g
당류 **3.8**g

고구마, 감자, 옥수수, 연근, 어묵, 당면 등의
고탄수화물 재료와 설탕, 물엿의 사용을 피합니다.

✓ 추천 **저탄수화물 반찬**

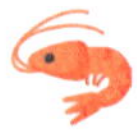

건새우 볶음 50g

150kcal
탄수화물 **3**g
식이섬유 **3**g
당류 **2.0**g

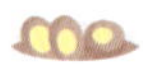

메추리알 조림 50g

101kcal
탄수화물 **3**g
식이섬유 **2**g
당류 **1.7**g

참나물 무침 50g

29kcal
탄수화물 **2**g
식이섬유 **2**g
당류 **0.3**g

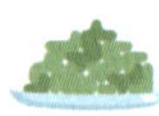

미역줄기 볶음 50g

38kcal
탄수화물 **2**g
식이섬유 **2**g
당류 **0.2**g

어육류, 야채, 해조류 등 저탄수화물 재료를 사용하고
참기름, 깨, 고춧가루, 대체당 등을 활용합니다.

※ 출처 : 식약처 식품영양성분 데이터베이스

당뇨병 환자의 식단 예시

당뇨 식단, 어떻게 짜야 하나요?

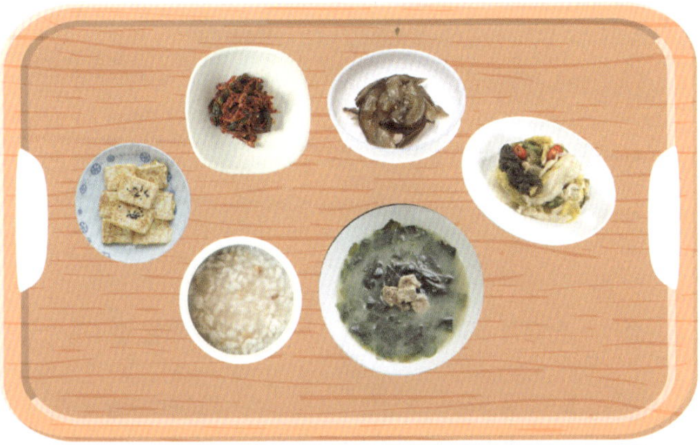

곡류 누룽지 1공기

어육류 두부구이 1/6모
꽈리고추멸치볶음

채소 미역국
가지나물
백김치

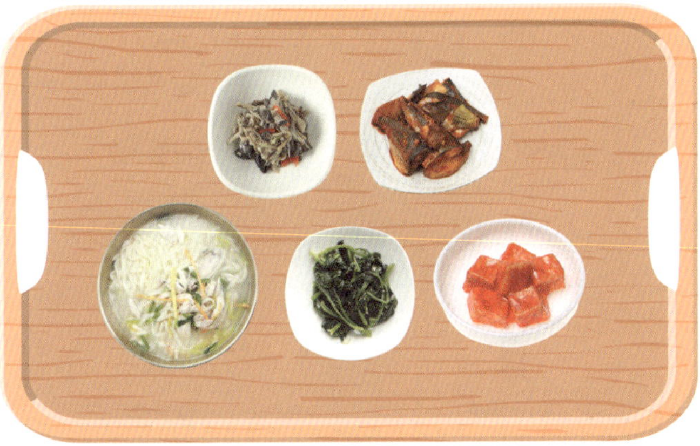

곡류 칼국수 1국그릇

어육류 고등어조림 2토막

채소 양송이 버섯볶음
시금치나물
깍두기

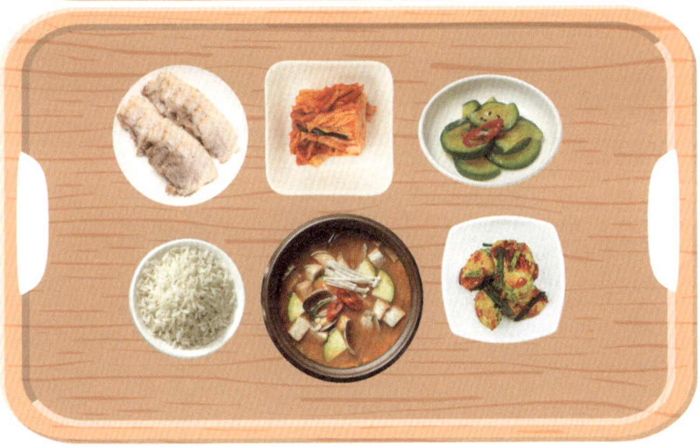

곡류 잡곡밥1공기

어육류 수육 80g

채소 아욱된장국
호박나물
오이생채
배추김치

당뇨병 환자의 주의 VS 추천 간식

시중에서 판매중인 간식의 열량 및 탄수화물 함량

주의 간식			추천 간식
도넛 1개 426kcal 탄수화물 **41g**	**크림빵 1개** 275kcal 탄수화물 **46g**	**단팥빵 1개** 293kcal 탄수화물 **53g**	**저탄수화물 빵 1개** 296kcal 탄수화물 **8g**
쿠키 2개 120kcal 탄수화물 **18g**	**초코바 1개** 240kcal 탄수화물 **28g**	**찹쌀떡(소) 2개** 240kcal 탄수화물 **51g**	**견과류 1줌** 160 kcal 탄수화물 **0g**
이온음료 1컵 50kcal 탄수화물 **12g**	**에너지음료 1캔** 115kcal 탄수화물 **29g**	**콜라 1병** 140kcal 탄수화물 **35g**	**탄산수** 0kcal 탄수화물 **0g**
믹스커피 1봉지 55kcal 탄수화물 **9g**	**아이스크림(바)** 210kcal 탄수화물 **27g**	**카페모카 1잔** 230kcal 탄수화물 **35g**	**블랙커피** 0kcal 탄수화물 **0g**

※ 출처 : 식약처 식품영양성분 데이터베이스

당뇨병 환자의 고구마 섭취

Q. 고구마는 당지수가 낮아 당뇨에 좋다?

A. 당지수와 상관없이 고구마는 탄수화물을 함유하여 혈당을 올릴 수 있습니다.
섭취한 만큼 밥량을 줄이거나 밥 대신 섭취해야 합니다.

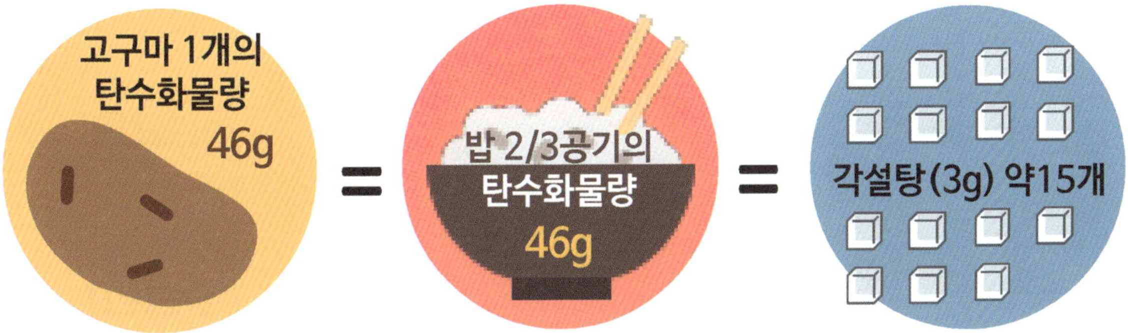
고구마 1개의
탄수화물량
46g
=
밥 2/3공기의
탄수화물량
46g
=
각설탕(3g) 약15개

Q. 식사 후 배가 고플 때 무엇을 먹어야 하나요?

A. 고구마 외에도 빵, 과자, 감자 등 탄수화물 식품을 섭취 시 혈당이 올라가므로
단백질과 섬유소가 풍부하고 탄수화물이 적은 간식을 섭취합니다.

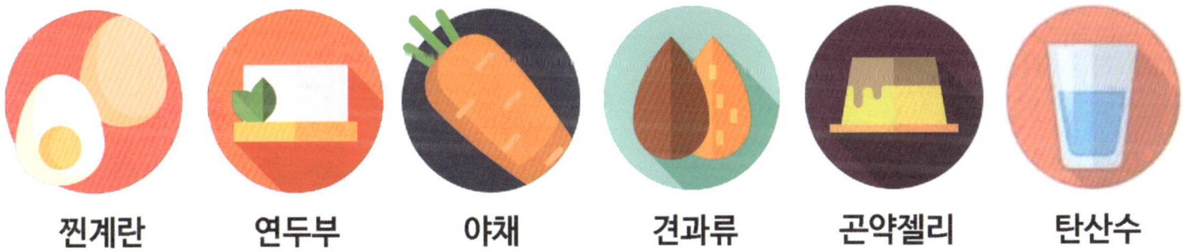
찐계란
연두부
야채
견과류
곤약젤리
탄산수

www.flaticon.com

당뇨병 환자가 주의해야 할 여름철 간식

각설탕 개수로 보는 여름철 간식들의 탄수화물 함량

탄수화물 함량이 높은 간식은 **급격히 혈당을 올리므로** 섭취에 주의합니다.

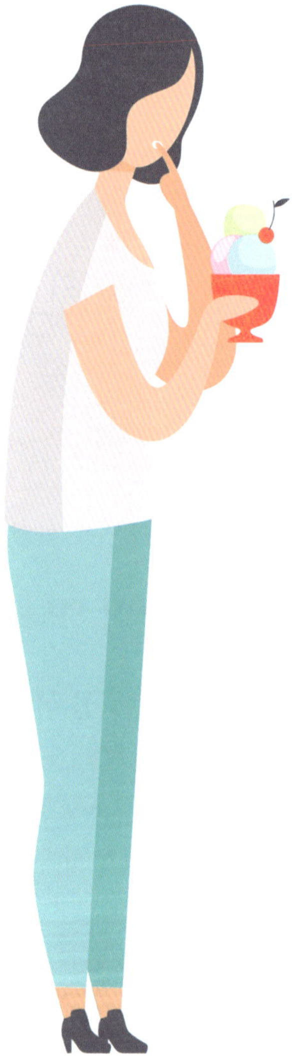

아이스크림 콘 1개
305kcal
탄수화물 40g

각설탕 13개

탄산음료 1캔
148kcal
탄수화물 37g

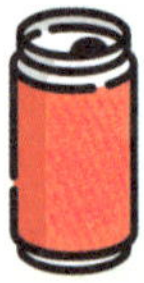

각설탕 13개

버블티 1컵
353kcal
탄수화물 51g

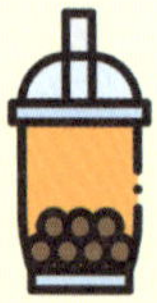

각설탕 17개

팥빙수 1개(400g)
400kcal
탄수화물 82g

각설탕 27개

수박 (중) 4쪽
200kcal
탄수화물 48g

각설탕 16개

옥수수 1개
200kcal
탄수화물 46g

각설탕 15개

※ 각설탕 = 3g짜리 기준

당뇨병 환자가 주의해야 할 겨울철 간식

각설탕 개수로 보는 겨울철 간식들의 탄수화물 함량

탄수화물 함량이 높은 간식은 급격히 **혈당**을 올리므로 섭취에 **주의**합니다.

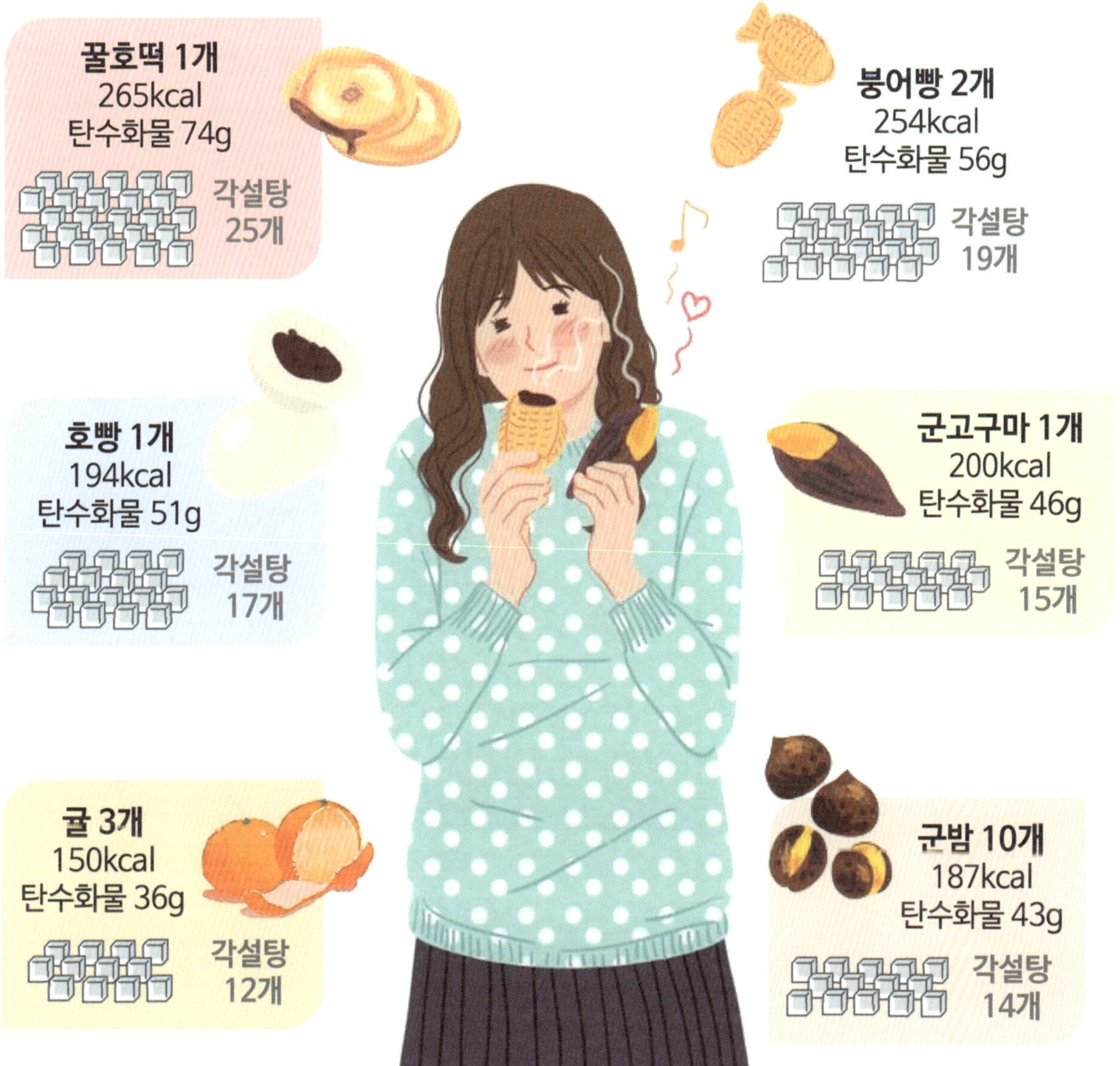

꿀호떡 1개
265kcal
탄수화물 74g
각설탕 25개
붕어빵 2개
254kcal
탄수화물 56g
각설탕 19개
호빵 1개
194kcal
탄수화물 51g
각설탕 17개
군고구마 1개
200kcal
탄수화물 46g
각설탕 15개
귤 3개
150kcal
탄수화물 36g
각설탕 12개
군밤 10개
187kcal
탄수화물 43g
각설탕 14개

※ 각설탕 = 3g짜리 기준

당뇨병 환자의 외식지침서

건강한 식사를 위해 외식 시, **메뉴·칼로리**에 따라
혈당강하제를 복용하고 **인슐린 단위를 조정**해주세요!

채소 위주로 섭취하기

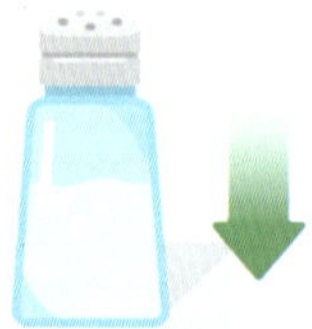

나트륨 줄이기

기름기·당 멀리하기

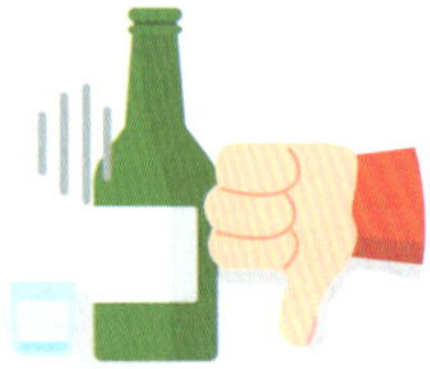

알코올 섭취 피하기

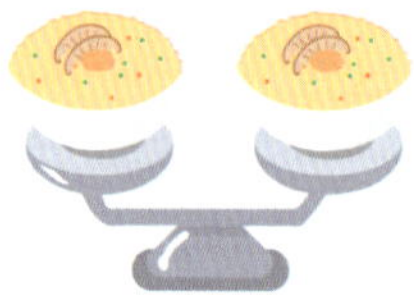

식사량 유지하기

식사는 천천히 하기

조재형(서울성모병원 내분비내과)

당뇨병 환자의 외식 섭취 요령

당뇨병환자의 외식 섭취 요령

탄수화물은 적당히

밥, 국수, 빵, 떡은 줄이고 설탕, 꿀 등 단 음식 피하기

섬유소는 많이

야채, 국 건더기 충분히 섭취, 부족 시 추가 메뉴

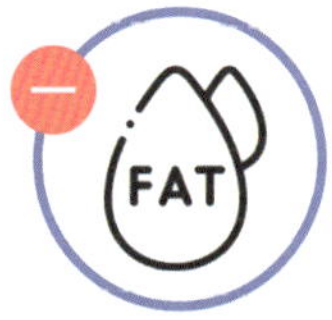

지방은 적게

튀김, 부침 대신 구이나 찜 선택, 지방 적은 부위 섭취

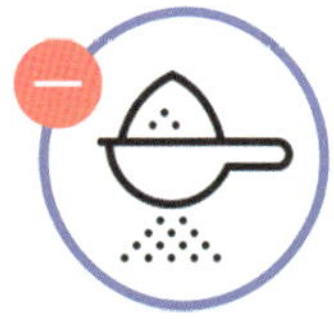

짜지 않게

국물, 김치는 적게 간은 싱겁게 하기 절임 식품 피하기

외식 시 주의/추천메뉴

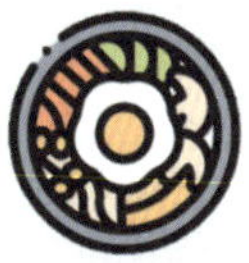

한식

- 추천 : 비빔밥, 쌈밥, 한정식, 보쌈, 육개장
- 주의 : 국수, 각종 전, 잡채, 떡국, 갈비, 죽

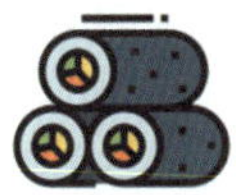

분식

- 추천 : 김밥, 토스트, 만두, 주먹밥
- 주의 : 떡볶이, 라면, 떡꼬치, 쫄면

양식

- 추천 : 오므라이스, 스테이크, 샐러드
- 주의 : 파스타, 스프, 돈까스, 팬케이크

패스트푸드

- 추천 : 햄버거, 샌드위치, 브리또, 닭가슴살 샐러드
- 주의 : 감자튀김, 콜라, 콘샐러드, 프렌치파이

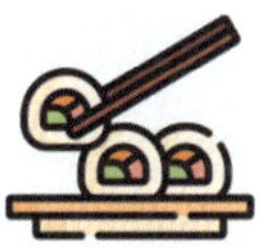

일식

- 추천 : 회덮밥, 롤, 카레라이스, 도시락
- 주의 : 면, 생선 초밥

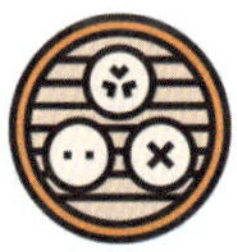

중식

- 추천 : 양장피, 짬뽕, 팔보채, 만두
- 주의 : 짜장, 탕수육

2-2

혈압을 낮춰라!
고혈압을 이기는 식사 전략

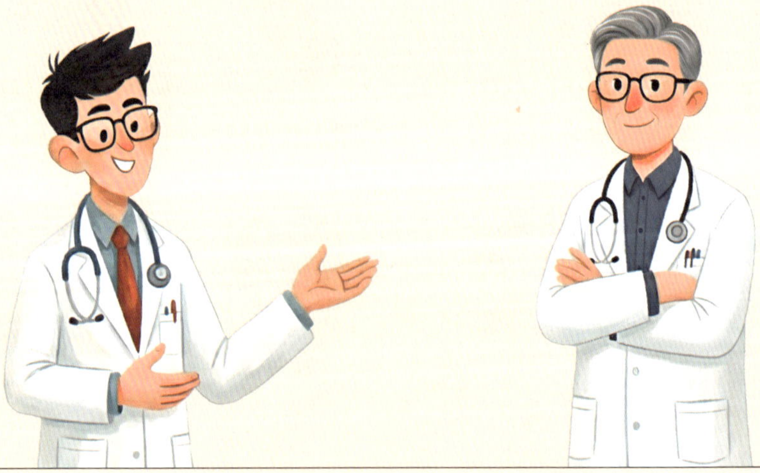

고혈압 예방을 위한 식생활 습관

체중 조절

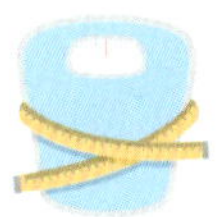

- 과체중은 혈압 상승 원인
- 규칙적 운동 + 균형잡힌 식사

소금 줄이기

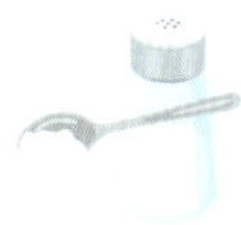

- 하루 **소금 5g(나트륨 2,000mg)** 이하
- 싱겁게 먹기, 국물 적게

칼륨 & 마그네슘 섭취

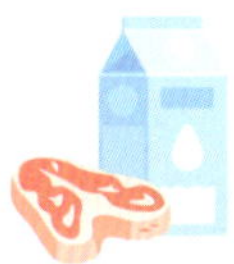

- 칼륨: 바나나, 감자, 시금치
- 마그네슘: 견과류, 해조류

포화지방 & 콜레스테롤 줄이기

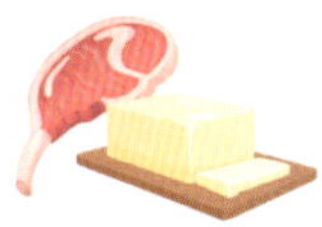

- 튀김, 가공육 줄이고
- 식물성 기름, 생선, 견과류 OK

물 충분히 마시기

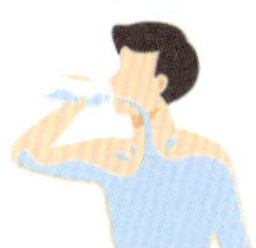

- 하루 **1.5~2L 이상**

과일·채소 충분히

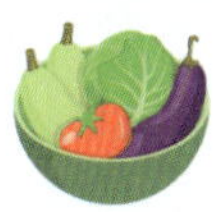

- 하루 **5회 이상**, 다양한 색으로

절주

- 남성 2잔, 여성 1잔 이하

기타 습관

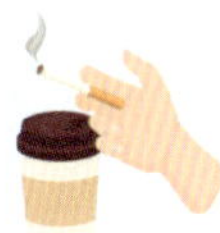

- 금연, 카페인 줄이기, 스트레스 관리

짜게 먹지 마세요! 혈압 잡는 식사법

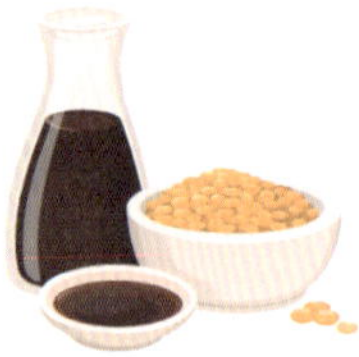

소금 · 간장 반으로!
짜게 먹는 습관 줄이기

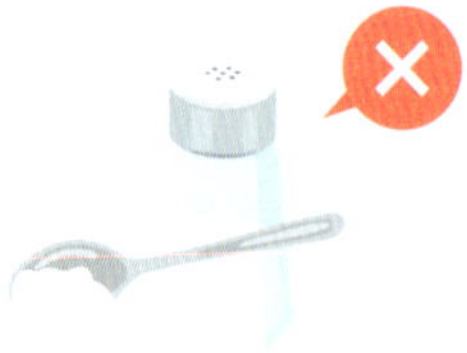

식탁 위 소금통은 치우기
무의식적 소금 추가 NO

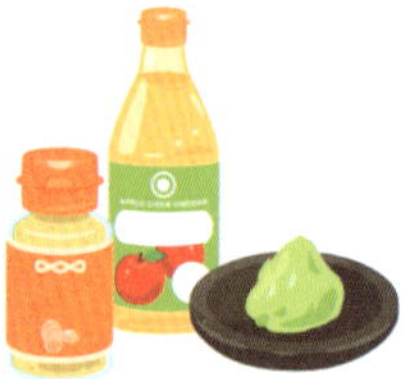

천연 향신료로 맛내기
마늘, 파, 생강, 후추 등 활용

절임 · 조림보다 구이 · 찜
조리법만 바꿔도 저염식 가능

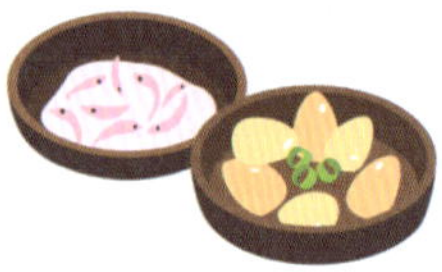

장아찌 · 젓갈은 조금만
염분 많은 반찬, 소량 섭취

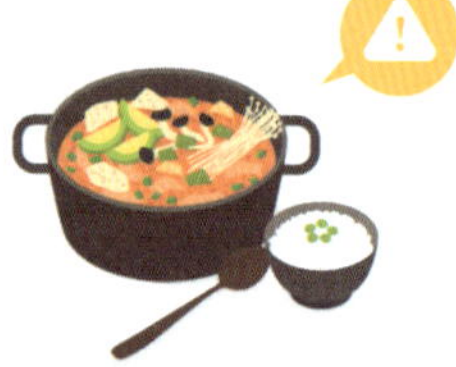

국물은 남기기!
나트륨 줄이려면 건더기만 먹기

조재형(서울성모병원 내분비내과)

고혈압 식사지침

01 고혈압 치료/예방을 위한 식사지침

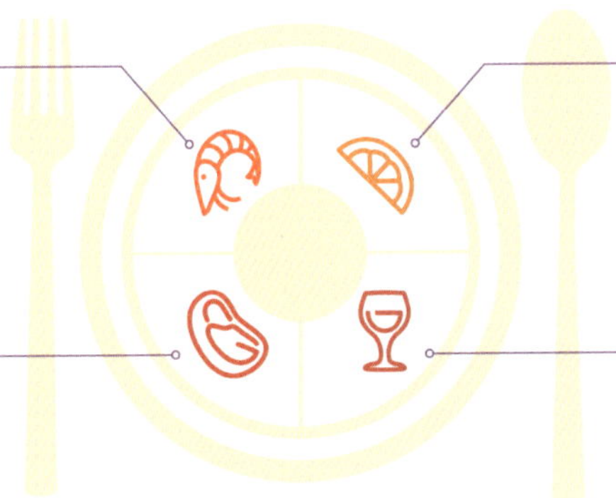

고염분 식품 섭취 줄이기

국, 찌개,
장아찌, 젓갈 등

채소,과일 충분히 섭취

채소, 해조류,
버섯, 과일 등

포화지방 섭취 줄이기

고지방 육류, 가공
식품, 내장, 알류 등

금주

금주하거나 섭취 시
1-2잔 이내로 섭취

02 고혈압 환자의 적정체중

과체중의 경우 적정체중으로 **체중 감량 시 혈압 감소 효과**가 있습니다.

성인 남자

키(cm)	적정체중(kg)
160~162	**55~58**
163~166	**59~61**
167~170	**62~64**
171~174	**65~67**
175~179	**68~71**
180~183	**72~74**

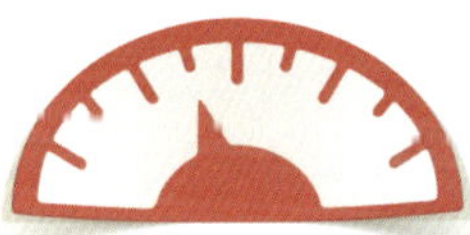

나의 **적정체중**은 ______ kg

성인 여자

키(cm)	적정체중(kg)
143~145	**43~44**
146~151	**45~48**
152~156	**49~51**
157~160	**52~54**
161~166	**55~58**
167~169	**55~58**

고혈압 환자의 하루 식단 예시

고혈압 식단, 어떻게 짜야 하나요?

하루 **나트륨 2,300mg 이하** 식단의 예

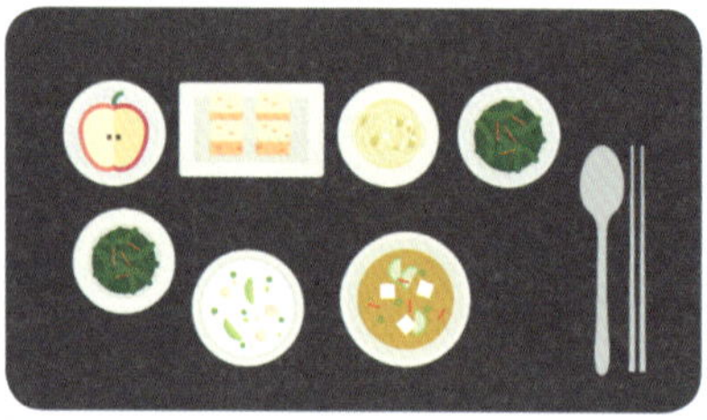

곡류 ···· 잡곡밥 1공기
단백질 ···· 두부부침 1/5모
채소 ···· 무국 (200ml)
숙주나물 (30g)
시금치나물 (50g)
깻잎나물 (50g)
간식 ···· 사과 1/3개

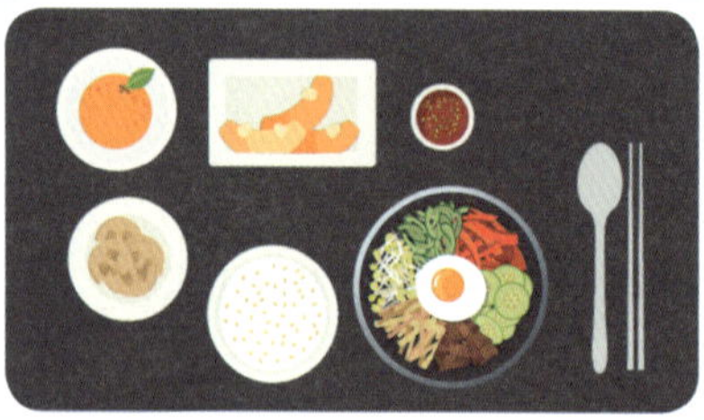

곡류 ···· 현미밥 1공기
단백질 ···· 단호박찜 (50g)
계란 프라이 1개
채소 ···· 비빔용 야채 (140g)
저염 고추장 (1큰술)
간식 ···· 귤 1개

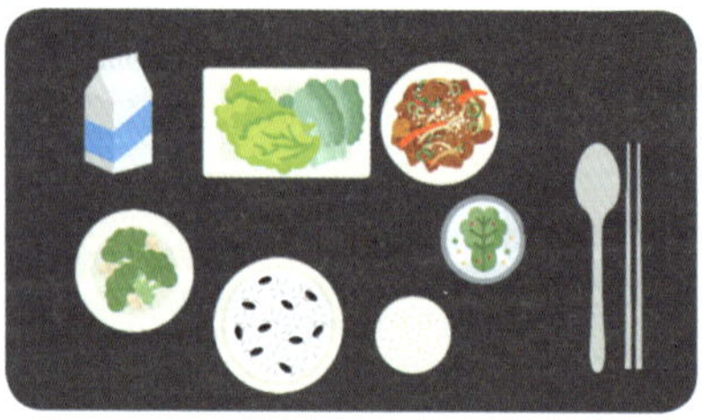

곡류 ···· 검정콩밥 1공기
단백질 ···· 불고기 (100g)
숭늉 (200ml)
채소 ···· 브로콜리 볶음 (50g)
쌈 채소 (100g)
상추겉절이 (30g)
간식 ···· 우유 1컵 (200ml)

고혈압 환자의 나트륨 섭취

01 나트륨, 얼만큼 먹어야 할까요?

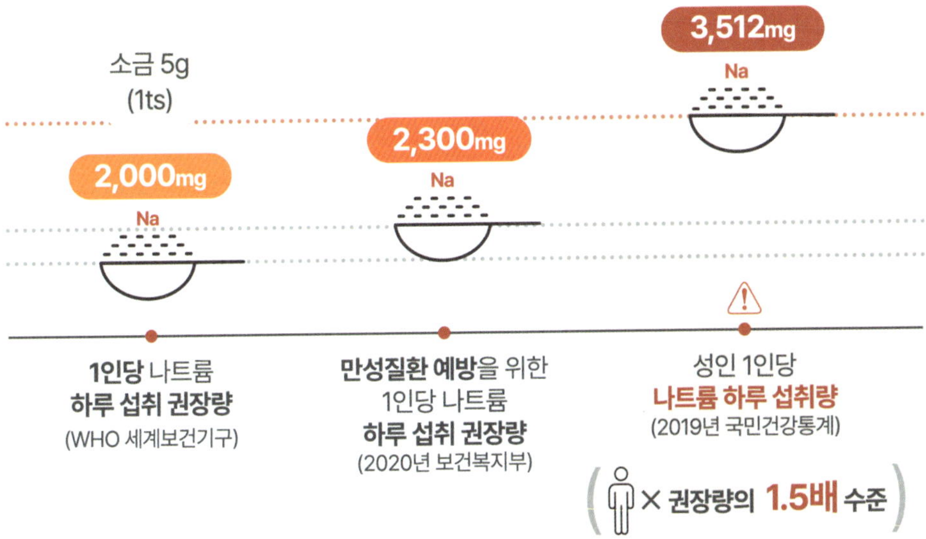

02 나트륨 과잉섭취로 인한 질환

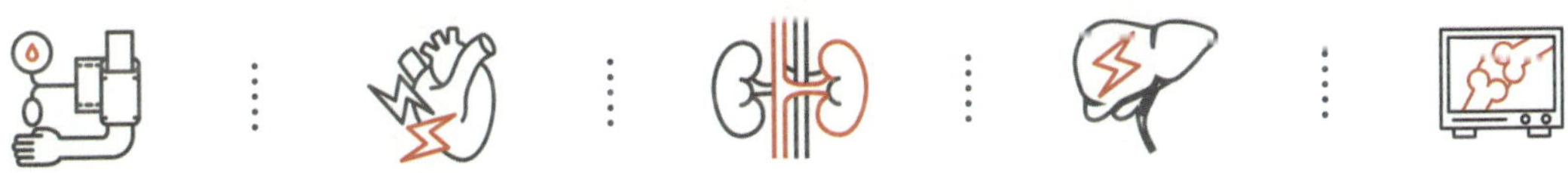

고혈압 | 심장·뇌 혈관질환 | 신장질환 | 위장관질환 | 골다공증

고혈압 환자가 주의해야 할 나트륨 급원 식품

01

나트륨, 어떤 식품에서 많이 섭취하나요?

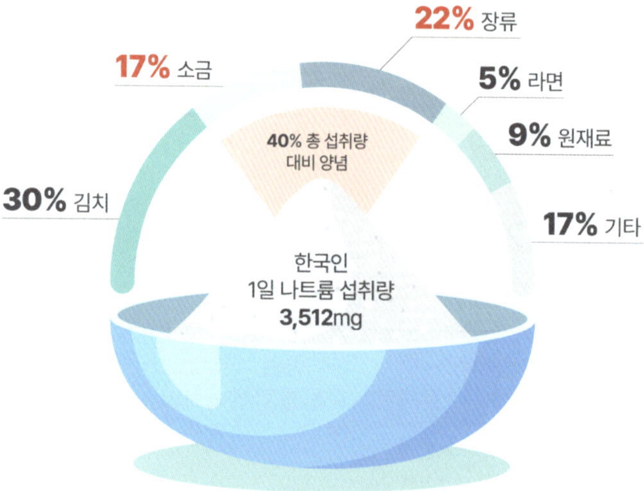

양념(소금, 장류)을 통한
나트륨 섭취가
전체 섭취량의 **40%**를
차지합니다.

☑ 양념 사용은 최대한 줄입니다.

☑ 고춧가루, 후추, 마늘, 식초 등으로 맛을 냅니다.

02

양념 1큰술에 포함된 나트륨의 양

소금	간장	된장	고추장
5,040mg	**770mg**	**750mg**	**370mg**

※ 1인당 나트륨 하루 섭취 권장량 **2,300mg**

나트륨 섭취를 줄이자!

국내 나트륨 섭취 현황

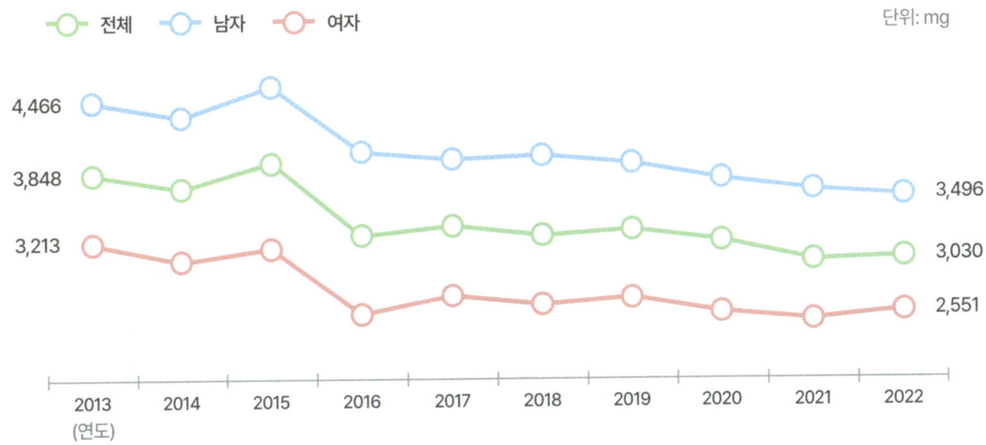

1

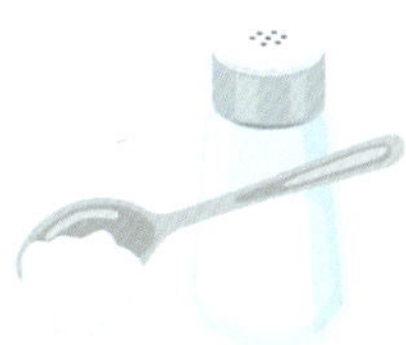

소금의
하루 권장 섭취량은
1 티스푼 정도입니다!

2

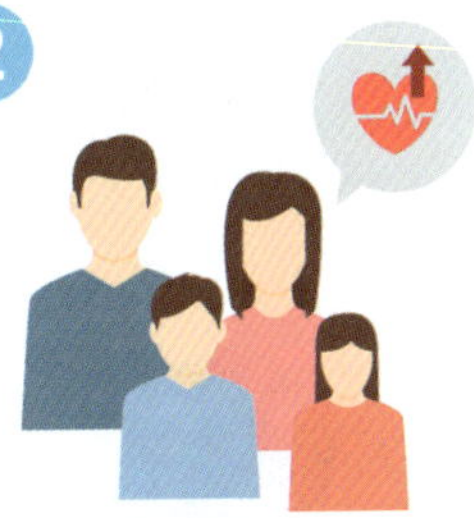

가족 중
고혈압 환자가 있다면
그 감수성이 더 높을 수
있습니다.

3

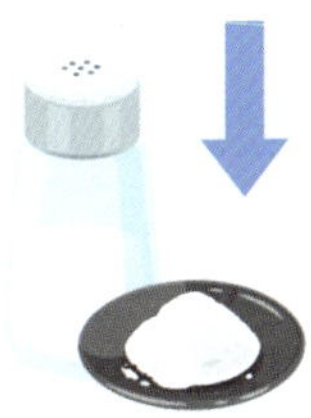

이 경우, 적극적으로
저염식을 시행할 때
혈압을 효과적으로
낮출 수 있습니다.

나트륨 섭취를 줄이려면 어떤 음식을 줄여야 될까?

나트륨 2000mg 이상

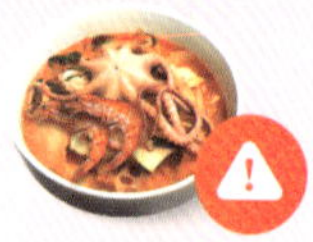

짬뽕 | 4000mg

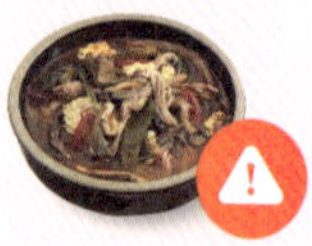

육개장 | 2853mg

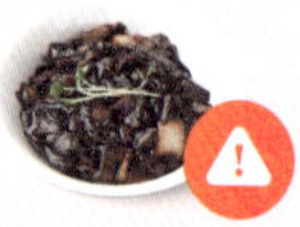

간짜장 | 2716mg

해물칼국수 | 2355mg

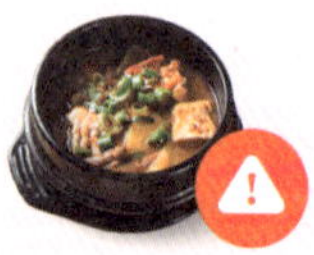

된장찌개 | 2021mg

나트륨 1000~2000mg

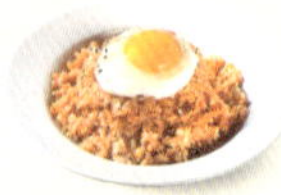

김치볶음밥 | 1792mg

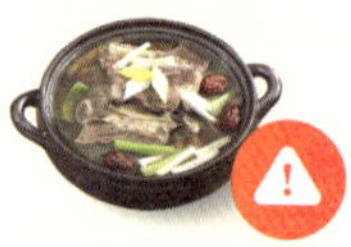

갈비탕 | 1718mg

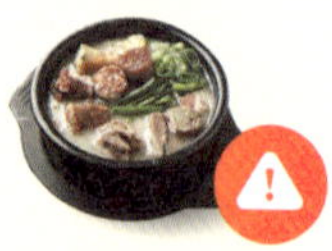

순대국 | 1504mg

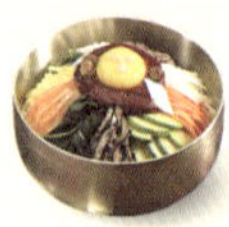

비빔밥 | 1337mg

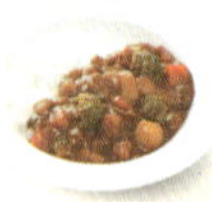

카레라이스 | 1089mg

나트륨 1000mg 미만

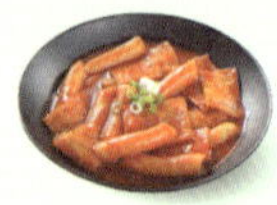

떡볶이 | 853mg

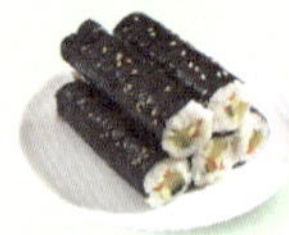

김밥 | 833mg

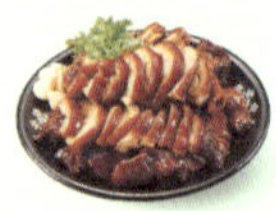

족발 | 543mg

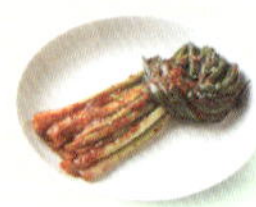

파김치 | 408mg

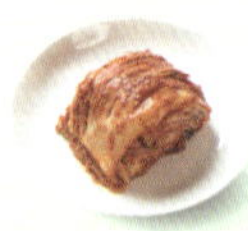

배추김치 | 312mg

조재형(서울성모병원 내분비내과)

조리 시 나트륨을 줄이는 방법

메뉴별 나트륨 함량 비교

나트륨 권장 섭취량은 하루 2,000mg (한끼 667mg) 미만 입니다.
그에 비해 나트륨 함량이 높은 메뉴가 많아 섭취 시 주의가 필요합니다.

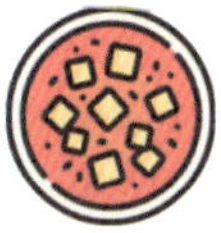	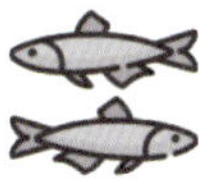	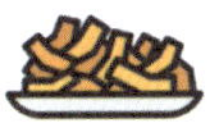			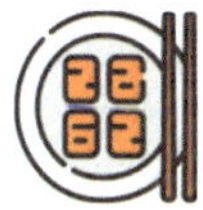
김치찌개	**멸치볶음**	**어묵볶음**	**된장찌개**	**갈치조림**	**깍두기**
1인분(400g)	1접시(50g)	1접시(140g)	1인분(200g)	2토막(100g)	1접시(50g)
1,962mg	1,303mg	1,145mg	636mg	568mg	404mg

조리 시 나트륨을 줄이는 방법

조미료 사용 줄이기

소금, 간장, 고추장, 된장,
케첩 등 조미료 줄이기

향신료 사용하기

후추, 식초, 겨자, 레몬즙,
카레, 참기름, 들기름 등 활용

가공식품 줄이기

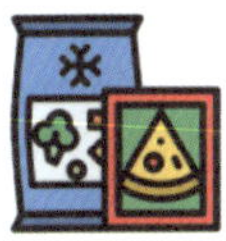

면, 통조림, 햄, 어묵, 만두 등
사용 시 데쳐서 조리하기

신선식품 사용하기

가공하지 않은 생채소,
쌈, 샐러드 형태로 섭취하기

국, 찌개 등 끓을 때 간 X

끓는 상태에서는 짠맛을
못 느끼므로 식은 뒤 간 하기

맑은 국, 숭늉 활용하기

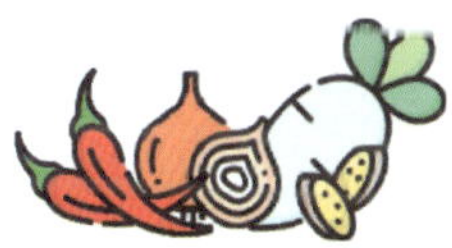

찌개류 대신 고추, 무, 멸치 등
활용한 맑은 국, 숭늉 섭취

고혈압 환자의 가공식품 섭취방법

01

가공식품은 왜 나트륨이 높을까요?

가공 시 넣는 **소스와 첨가물**에 **나트륨이 다량 함유**되어 있어
가급적 **자연식품 그대로 섭취**하는 것이 좋습니다.

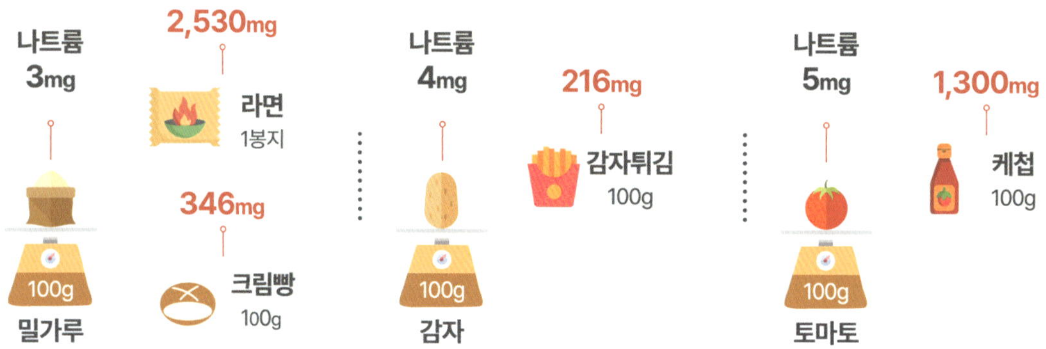

02

가공식품별 나트륨 함량

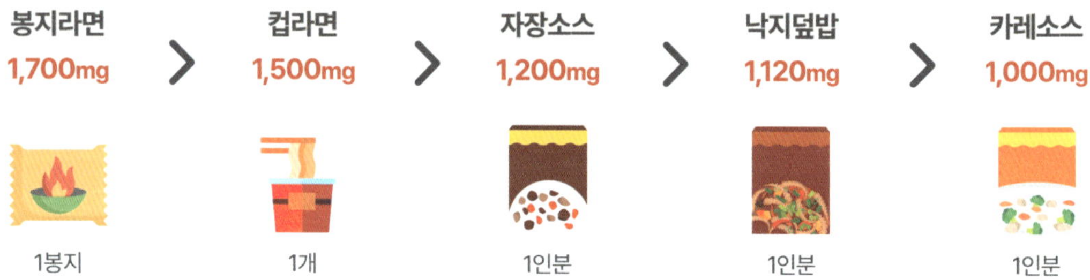

봉지라면
1,700mg
1봉지
컵라면
1,500mg
1개
자장소스
1,200mg
1인분
낙지덮밥
1,120mg
1인분
카레소스
1,000mg
1인분

※ 제품에 따라 차이가 있을 수 있으므로 영양성분표를 확인하세요.

※ 1인당 나트륨 하루 섭취 권장량 **2,300mg**

고혈압 환자의 야채 섭취

01 야채가 왜 좋은가요?

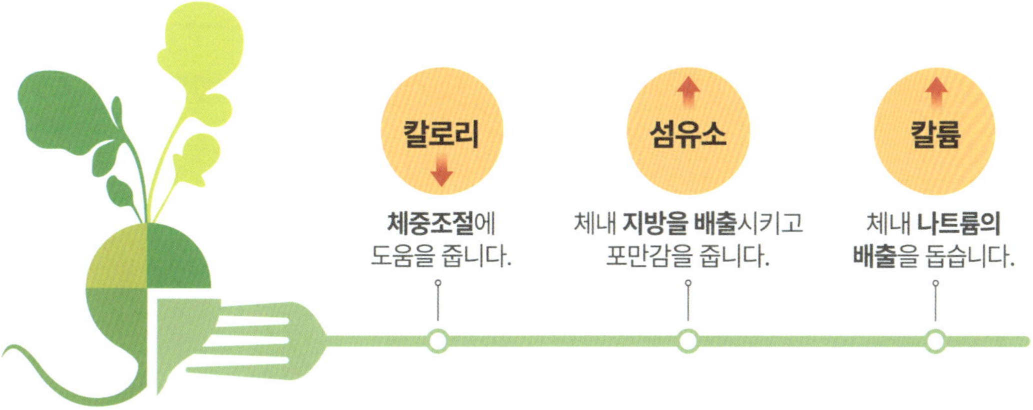

칼로리 ↓
체중조절에 도움을 줍니다.

섬유소 ↑
체내 **지방을 배출**시키고 포만감을 줍니다.

칼륨 ↑
체내 **나트륨의 배출**을 돕습니다.

02 어떻게 먹어야 하나요?

다양한 색으로
파이토케미컬 섭취하기

짜지 않게
간장, 소스 등 적게 첨가하기

가공하지 않고
즙, 주스 보다는 생으로 섭취하기

매끼 2접시
하루 권장량 충분히 섭취하기

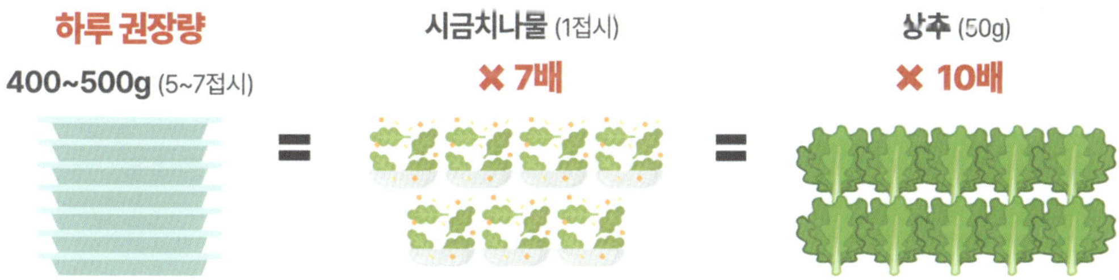

고혈압 환자의 지방 섭취

Q

어떤 지방이 좋은 지방일까요?

× 나쁜 지방		VS	O 좋은 지방	
포화 지방, 트랜스 지방산			불포화 지방	
혈중 콜레스테롤 증가			**혈중 지질상태 개선**	
삼겹살	과자		등푸른 생선	견과류
버터	생크림		올리브유	들기름
삼겹살, 갈비, 베이컨, 닭 껍질, 버터, 생크림, 튀긴 과자, 라면 등			**올리브유, 들기름, 아보카도유 등푸른 생선, 견과류, 들깨 등**	

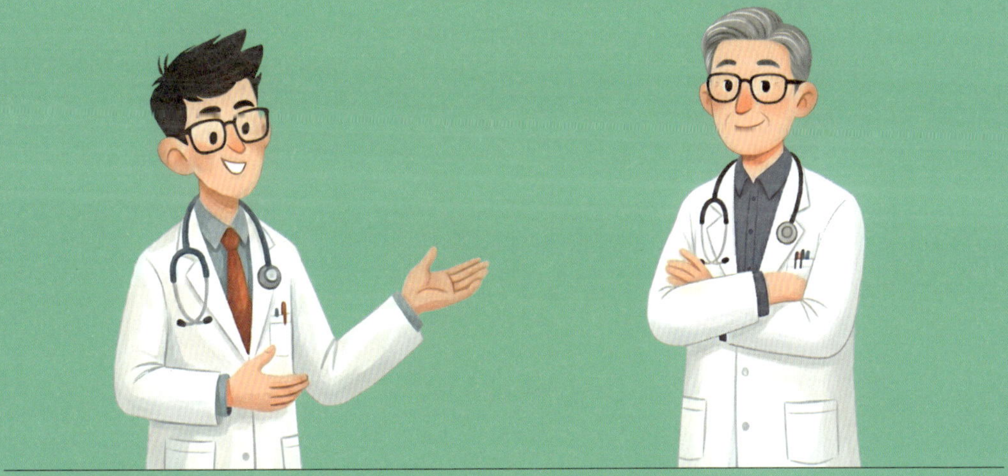

PART 3

운동요법 -
움직임이 만드는
건강한 혈당과 혈압

운동은 약물치료와 함께 당뇨병과 고혈압 관리를
이루는 핵심 축입니다.

이 장에서는 운동 전 점검사항, 계절·상황별 실천법,
그리고 유산소·근력운동 등 운동 유형별 가이드라인을 통해
혈당과 혈압을 안정적으로 낮추는 전략을 정리합니다.

체크리스트와 Q&A를 활용해
나에게 맞는 강도와 빈도를 설정하고
합병증을 예방하는 지속 가능한 운동 습관을
만들어 보시기 바랍니다.

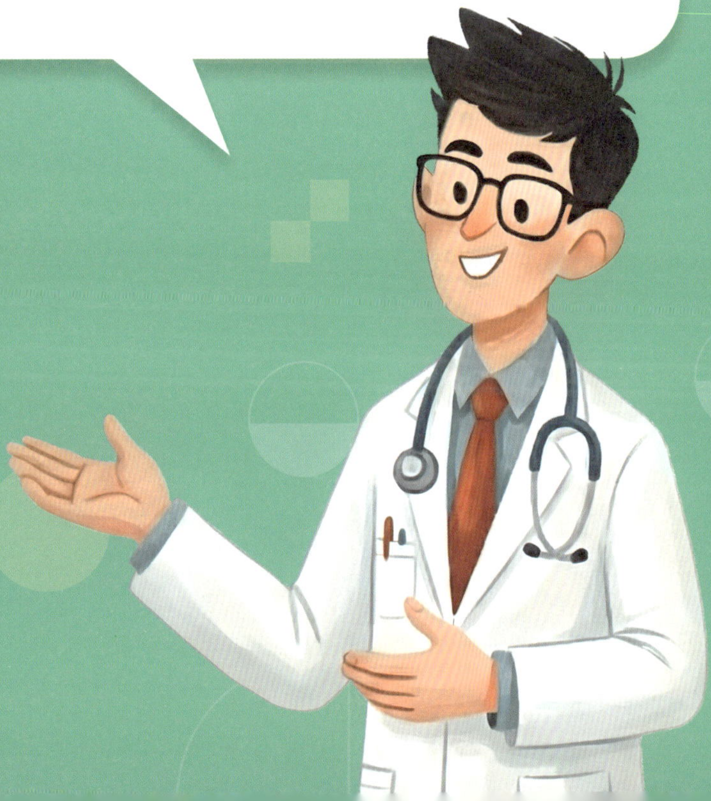

3-1

운동으로 혈당을 낮추다!
당뇨병 관리 운동법

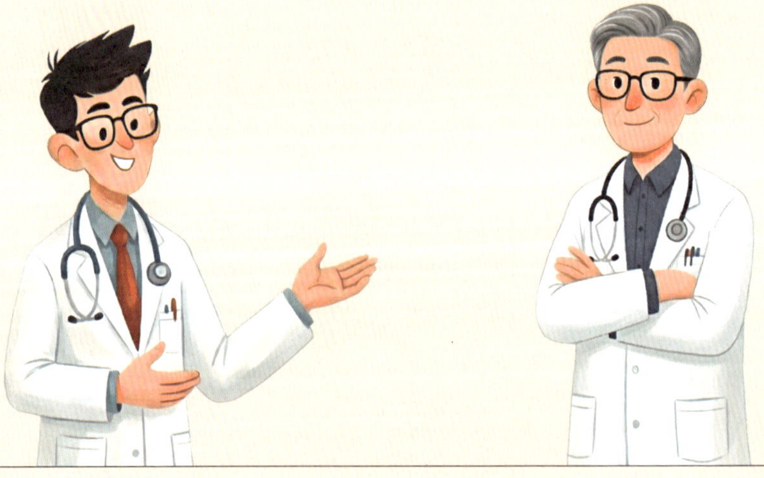

당뇨병, 운동을 왜 해야 하나요?

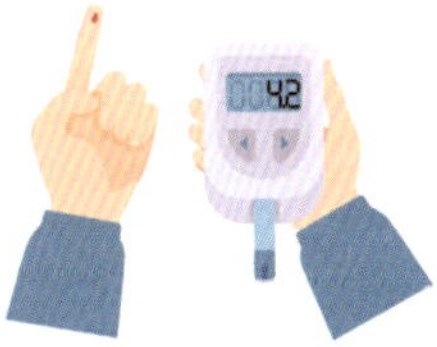

혈당 감소

운동 중 포도당을 사용해
자연스럽게 혈당을
감소시킵니다.

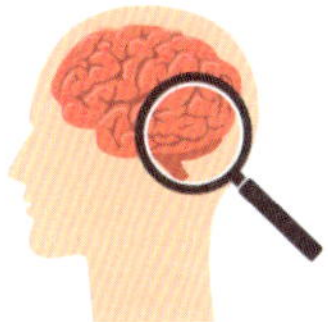

합병증 예방

심장병, 뇌졸중 등
당뇨병 합병증의 위험을
줄여줍니다.

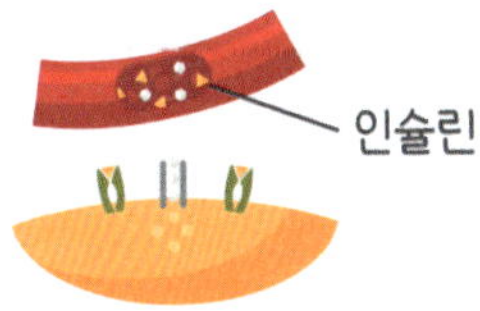

인슐린 감수성 증가

같은 양의 인슐린으로
더 많은 혈당을
처리할 수 있습니다.

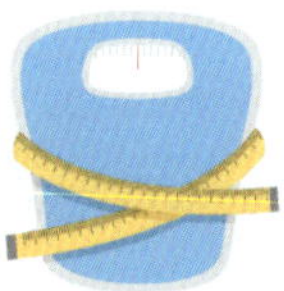

체중 감소 & 체력 증진

지방을 줄이고
근육을 늘려
건강한 체형을 만듭니다.

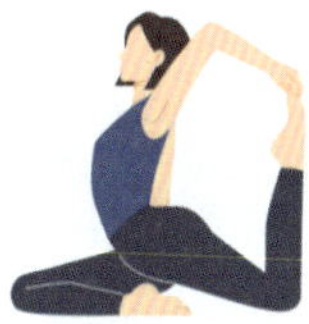

스트레스 완화

기분을 좋게 하는
호르몬 분비를 촉진해
혈당 조절에도 도움을 줍니다.

가볍게 시작해도 괜찮아요.
하루 30분, 꾸준한 실천이 건강을 바꿉니다.

당뇨병의 운동요법 가이드라인

당뇨병 환자에게 운동이 왜 필요한가요?

운동은 당 대사 및 지질 대사를 개선하고, 인슐린 작용을 강화합니다. 때문에 당뇨병 환자에게 규칙적인 운동은 필수적입니다.

당뇨병 환자의 운동 가이드라인

- 일주일에 적어도 3일 이상 실시합니다.
- 운동은 연속해서 이틀 이상 쉬지 않습니다.
- 운동은 가급적 식후 30분 ~ 60분에 시행합니다.
- 공복 또는 식전 운동은 저혈당 위험을 높이므로 하지 않습니다.

운동순서는 다음과 같이 시행하세요 .

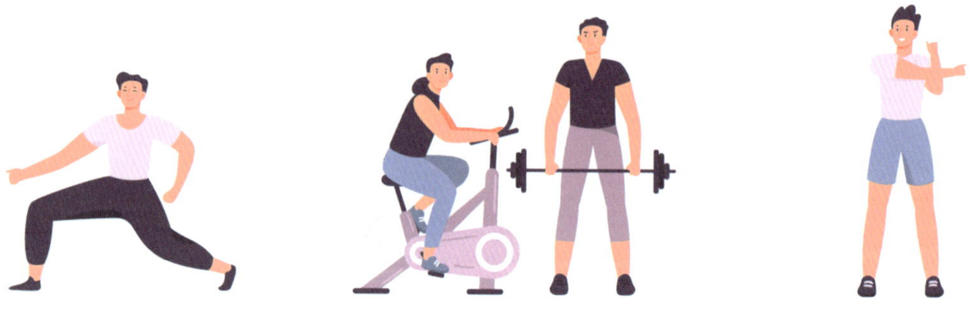

준비운동 → **본 운동** → **정리운동**

준비운동	본 운동	정리운동
5~10분 스트레칭	20~40분 유산소 및 근력운동	5~10분 스트레칭

조재형(서울성모병원 내분비내과)

당뇨병 환자의 운동 전 체크 사항

⚠ 운동전확인해주세요!

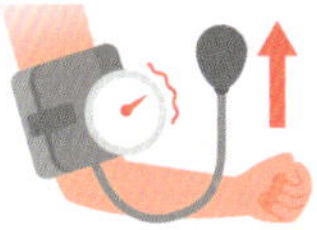

혈압이 너무 높지 않나요? ☐

혈압이 130/80 mmHg 보다 높다면 운동을 삼가하세요.

혈당이 너무 낮거나 높지는 않나요? ☐

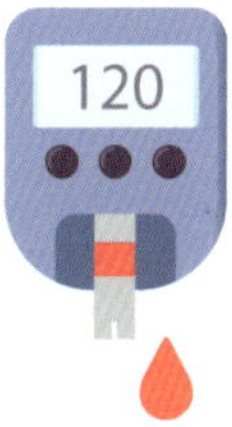

운동 전 혈당	운동 해도 될까요?
70mg/dL 이하 ↓	**아니요** 저혈당이기 때문에 운동하면 위험합니다.
70~100mg/dL	**잠시만요!** 탄수화물이 포함된 간식 섭취 후 운동하세요.
100~250mg/dL	**운동해도 괜찮습니다**
300mg/dL 이상 ↑ 케톤 검출과 함께 250mg/dL 이상 ↑	**아니요** 급성 합병증이 생길 수 있으므로 운동하면 위험합니다.

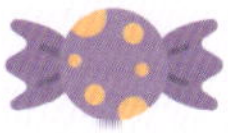

저혈당 응급 식품을 챙기셨나요? ☐

운동시 저혈당을 대비해 사탕, 꼬마병 주스 등 저혈당 응급 식품을 지참하세요.

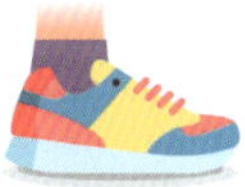

발에 잘 맞는 양말과 신발을 착용하셨나요? ☐

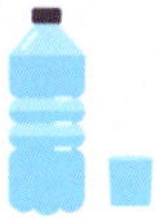

운동 전, 수분 섭취는 충분히 하셨나요? ☐

당뇨병 운동 습관 체크리스트

나의 운동 습관 체크리스트

- [ ] **일주일에 최소 4일 이상** 운동하고 있나요?
- [ ] **식사 후 1~3시간 사이**에 운동을 시작하나요?
  (이 시간대가 혈당 조절에 가장 효과적입니다.)
- [ ] **약간 숨이 차고, 땀이 나는 정도**로 운동하나요?
  (무리하지 않되, 심박수가 올라갈 정도로!)
- [ ] **걷기 같은 유산소 운동**과 **근력 강화 운동**을 함께 하고 있나요?
- [ ] **이틀 이상 운동을 쉬지 않고,** 꾸준히 실천하고 있나요?

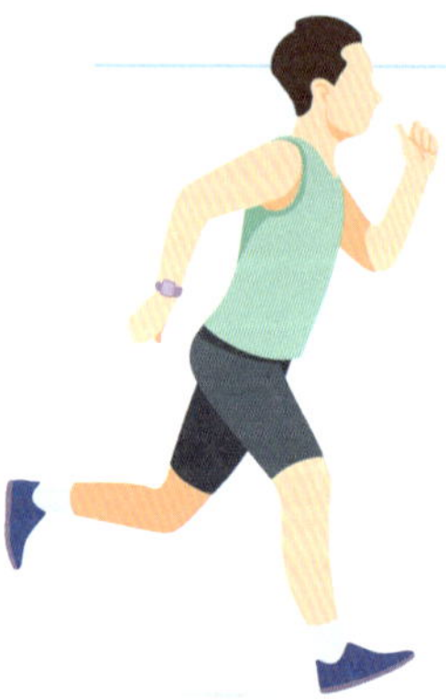

실천 팁

처음부터 완벽할 필요는 없어요.
오늘 10분 걷기부터 시작해도 괜찮습니다.
꾸준한 습관이 나의 혈당과
건강을 지켜줍니다.

당뇨병 운동, 이것만은 꼭!

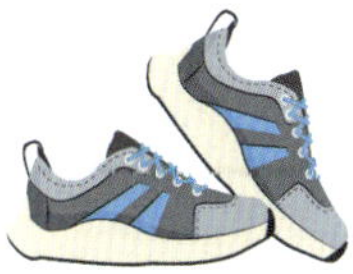

- **편한 운동화를 신어요.**
  발 상처 예방을 위해 중요해요.

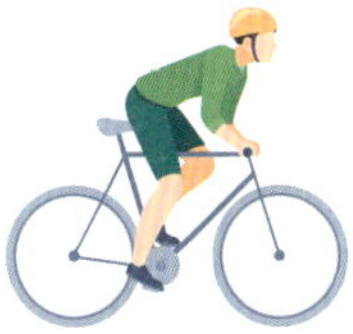

- **가벼운 유산소 운동부터 시작해요.**
  걷기, 자전거, 수영 등 내게 맞는 운동을 선택해요.

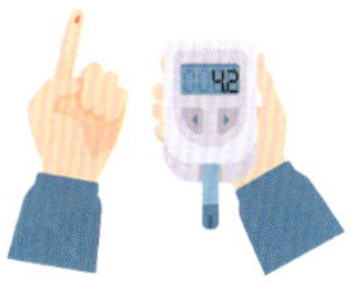

- **운동 전 혈당을 체크해요.**
  너무 높거나 낮으면 운동을 미루세요.

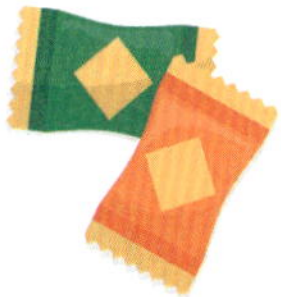

- **저혈당 대비 간식을 준비해요.**
  사탕이나 주스를 소지하세요.

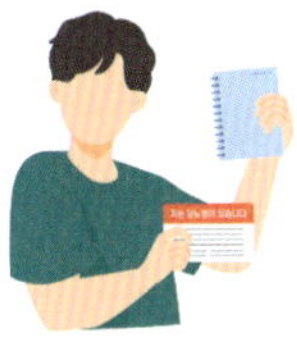

- **당뇨인 표시나 수첩을 지니세요.**
  응급 상황에 도움 돼요.

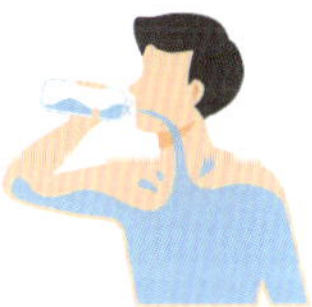

- **충분히 물을 마셔요.**
  운동 전 1잔, 30분마다 1잔, 운동 후 1~2잔이 좋아요.

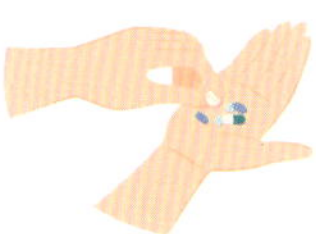

- **운동량이 늘면 약물 조절이 필요할 수 있어요.**
  주치의와 상담하세요.

조재형(서울성모병원 내분비내과)

당뇨병, 운동은 언제 하는 게 안전할까요?

공복 운동

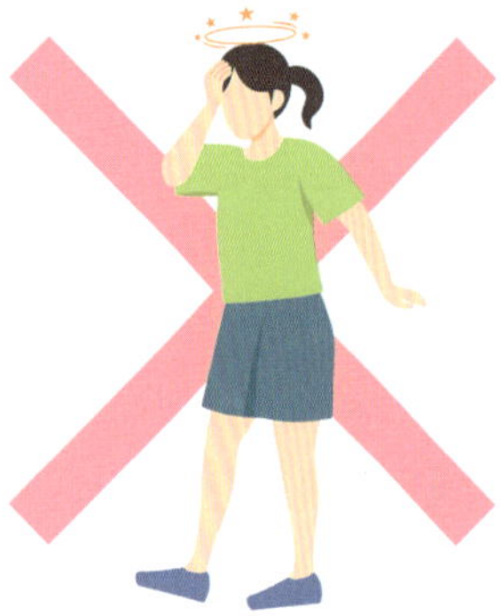

- 공복 운동은 저혈당 위험 ↑
- 주의 필요

식후 운동

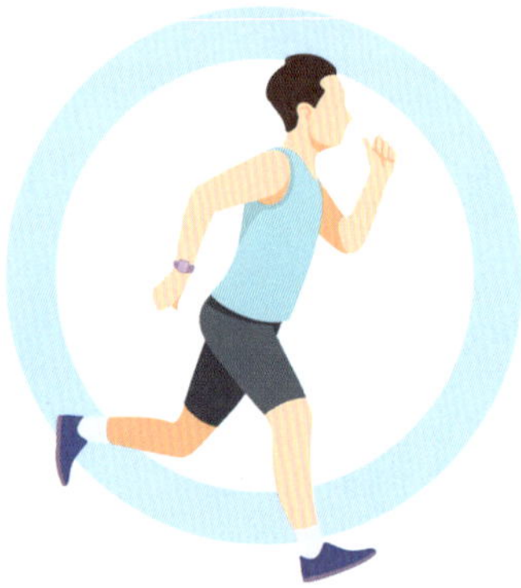

- **식후 1~3시간 사이**에 운동 권장
- 이때는 혈당이 높아 저혈당 위험 ↓

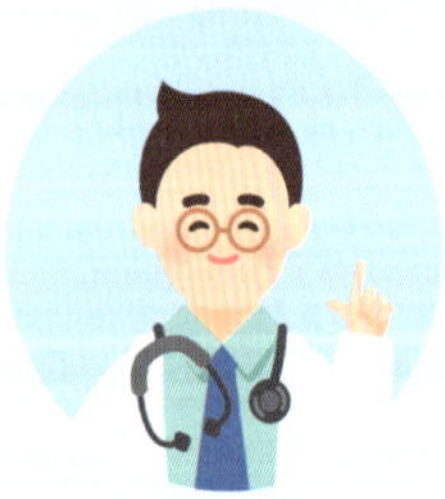

주의할 점

- 식사 거른 상태에서 운동하지 않기
- 혈당이 너무 낮거나 높을 땐 운동 피하기
- 어지럽거나 손이 떨리면 즉시 운동 중단

조재형(서울성모병원 내분비내과)

당뇨병, 여름과 겨울 운동은 언제가 좋을까요?

여름

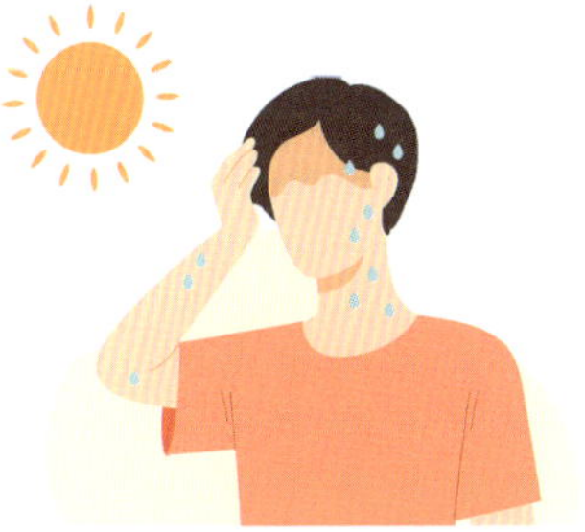

무더운 여름엔 한낮 운동 피하기

- 오후 1~3시는 기온이 가장 높아 탈수·열사병 위험 ↑
- **아침 일찍 또는 해 지고 선선할 때 운동하기**

겨울

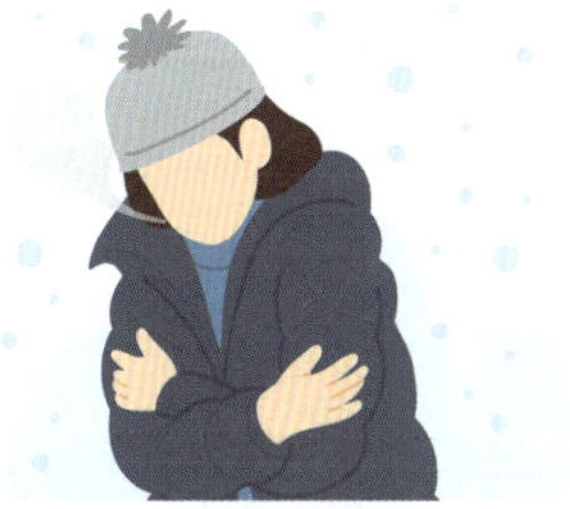

추운 겨울엔 이른 새벽 운동 피하기

- 새벽이나 밤에는 기온이 너무 낮아 혈압·혈당 급변 위험 ↑
- **햇볕이 있는 낮 시간대에 운동하기**

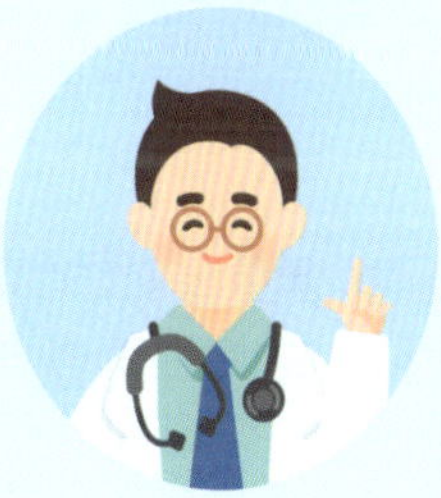

⚠ 주의할 점

- 날씨가 너무 덥거나 추우면 실내 운동으로 대체
- 모자·장갑·얇은 겉옷 등으로 체온 조절
- 운동 전후로 물 충분히 마시기

당뇨병 환자의 유산소 운동은 이렇게!

유산소 운동 종류

※ 큰 근육을 사용한 반복적인 동작

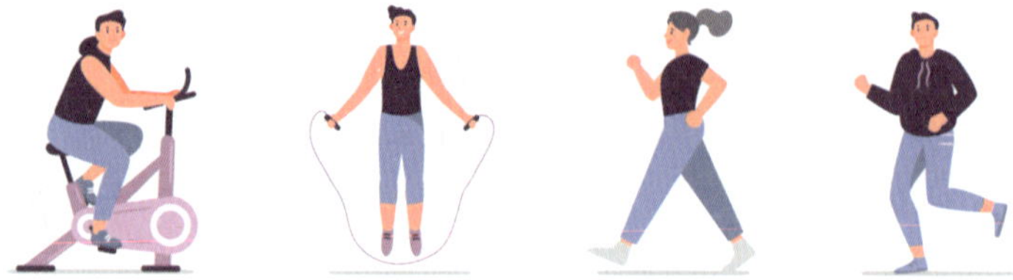
자전거 타기
줄넘기
걷기
달리기

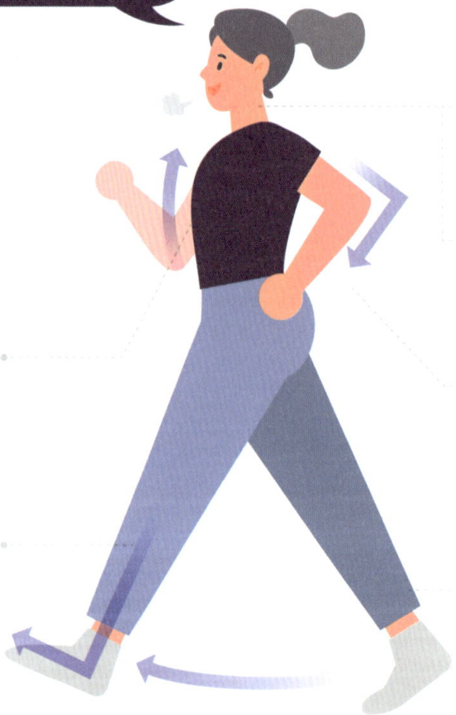
바르게 걷는 방법이에요.
10분 이상 운동!
옆사람과 대화가 가능한 강도로!
호흡은 자연스럽게 4보 1호흡 하세요.
턱 당기고, **시선** 멀리 두세요.
가슴과 등을 펴주세요.
팔꿈치 90°로 힘 빼고 경쾌하게 움직여주세요.
발등과 정강이는 90°로 움직여주세요.
보폭은 자연스럽게 움직여주세요.

조재형(서울성모병원 내분비내과)

당뇨병 환자의 운동요법 I 무산소 운동

무산소 운동

- 중등도 강도 이상으로 짧은 시간동안 지속하는 운동
- 상체 운동과 하체 운동을 고루 합니다.
- 한 동작을 8~15회 반복하는 것을 1세트로, 1~3세트를 시행합니다.

상체 무산소 운동의 예

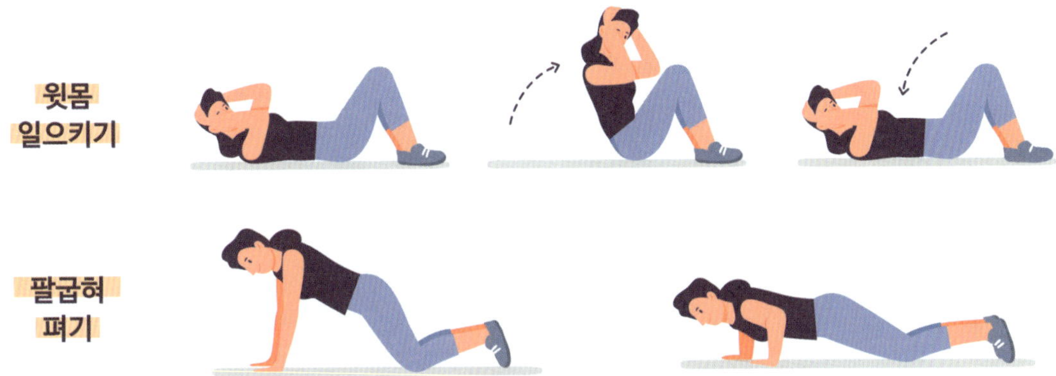

하체 무산소 운동의 예

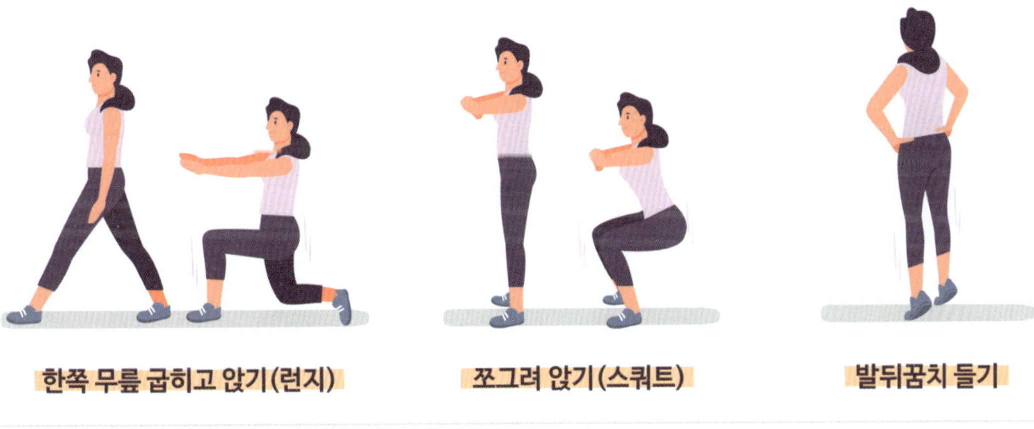
한쪽 무릎 굽히고 앉기(런지)
쪼그려 앉기(스쿼트)
발뒤꿈치 들기

일상 속 근력운동(1)

! 매일 2~3회, 각각 10초간 5~10회씩 반복하여 따라해보세요.

허벅지 교차 운동

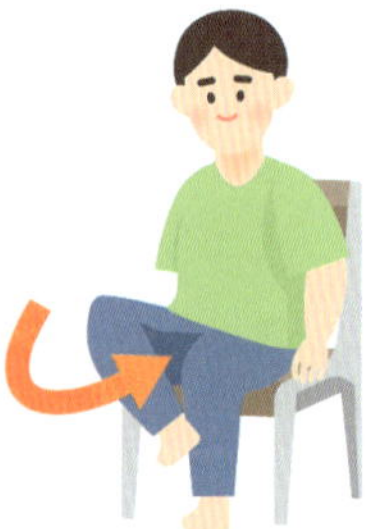

1. 한쪽 무릎 들기
2. 안쪽으로 돌리기
3. 10초 유지하기
4. 좌우 교대하기

무릎 회전 동작 강화 | 요실금 예방

의자 잡고 위아래 스쿼트

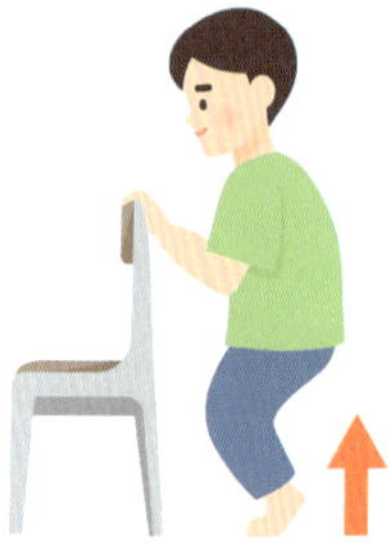

1. 등받이 잡기
2. 발뒤꿈치 세워 일어나기
3. 무릎 굽혀 앉기

무릎 주변 근육 강화 | 보행 속도 향상

한 발로 서기

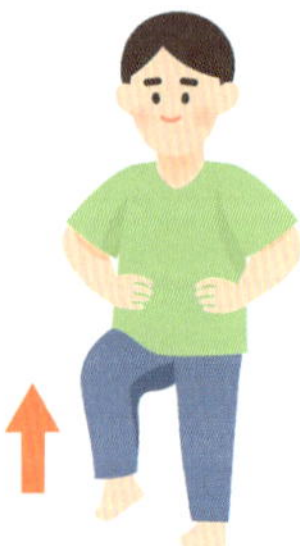

1. 한 발로 서기
2. 좌우 반복하기
3. 익숙해지면 눈감고 하기

평형감 및 하체 근육 향상 | 운동 대처 능력 향상

한 줄로 걷기

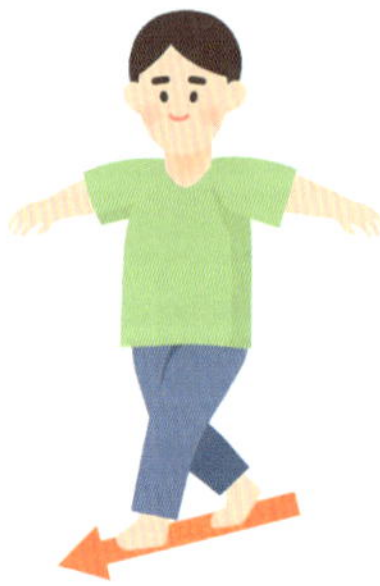

1. 양팔 펴기
2. 양발을 교차하여 일직선으로 걷기
3. 익숙해지면 속도 높이기

평형감 향상 | 낙상 예방 | 보행 속도 향상

일상 속 근력운동(2)

매일 2~3회, 각각 10초간 5~10회씩 반복하여 따라해보세요.

허벅지 앞 근육 운동

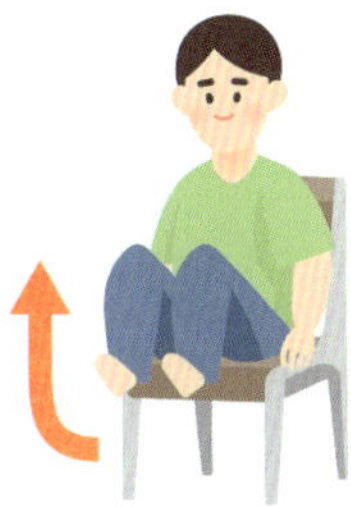

① 의자에 앉기
② 두 발을 모아 최대한 위로 들기
③ 발끝을 안으로 당기기

혈당 감소 | 만성질환 예방

무릎 관절 유연성 강화

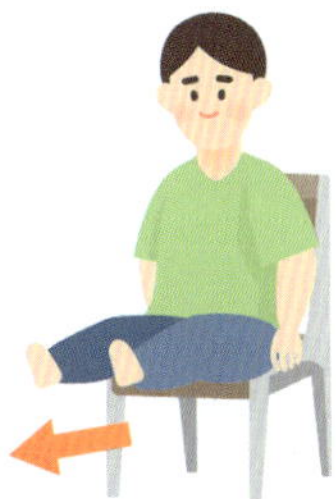

① 의자에 앉기
② 무릎 앞으로 펴기
③ 발끝을 앞뒤로 움직이기
④ 무릎 관절 펴기

무릎 관절 펴는 힘 강화 | 유연성 향상

의자 잡고 옆으로 스쿼트

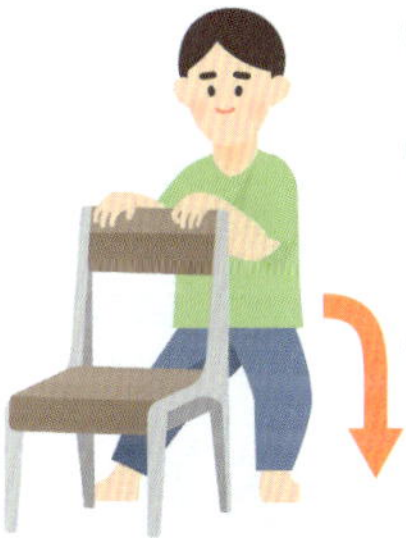

① 의자 잡기
② 왼쪽 무릎으로 무게중심 옮기기
③ 무게중심을 옮기면서 좌우 교대하기

무릎 회전 근육 강화 | 보행 속도 향상

허벅지 안쪽 근육 운동

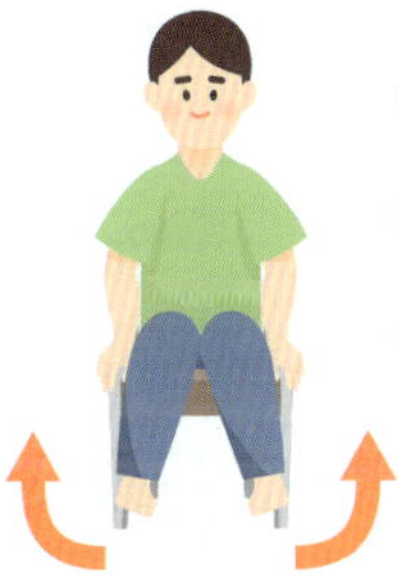

① 의자에 앉기
② 두 발 모아 올리기
③ 양발 양옆으로 벌렸다 오므리기

무릎 회전 동작 강화 | 골절 예방

당뇨병 환자의 실내 운동

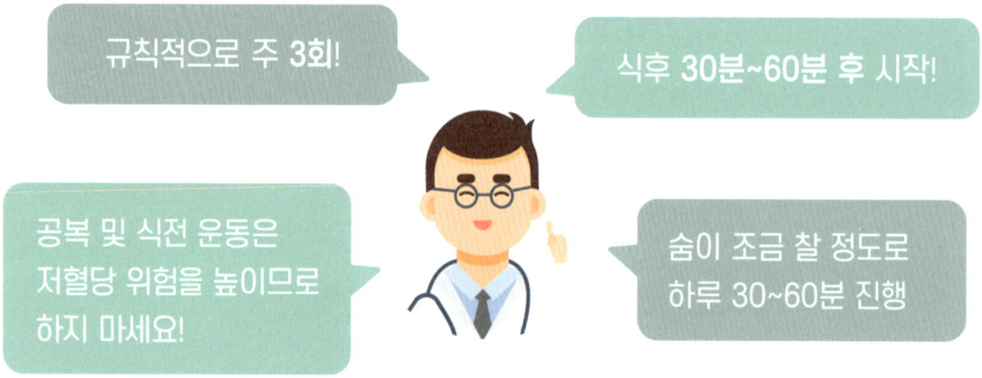
규칙적으로 주 3회!
식후 30분~60분 후 시작!
공복 및 식전 운동은 저혈당 위험을 높이므로 하지 마세요!
숨이 조금 찰 정도로 하루 30~60분 진행

런닝머신 팔굽혀 펴기 쪼그려 앉기 자전거 타기

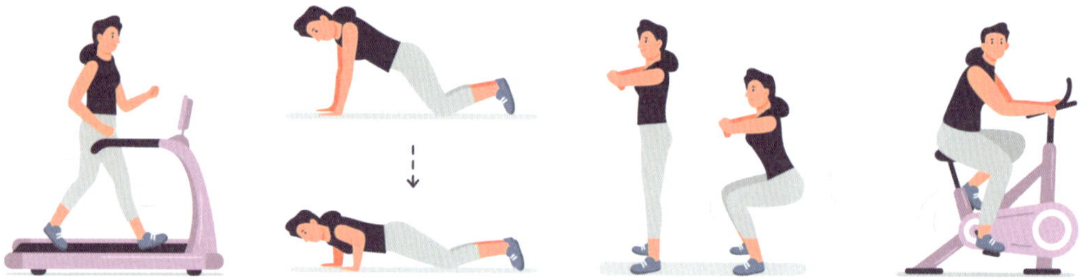

⚠ 이런 증상이 나타나면 운동을 멈추세요!

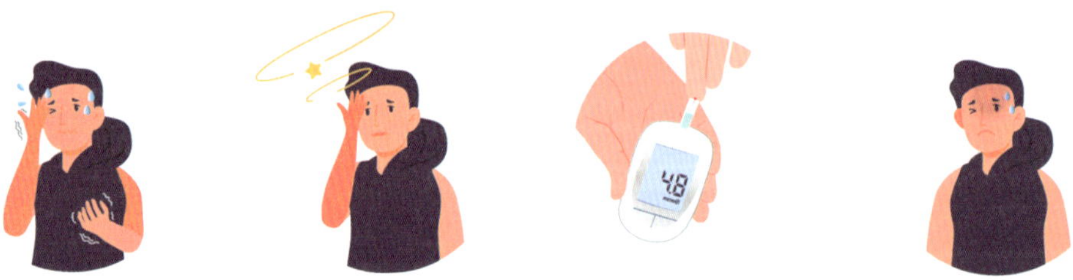

식은땀 · 손 떨림 어지러움 · 두통 혈당 70mg/dL 미만 기타 저혈당 증상

3-2

운동으로 내 심장을 튼튼하게! 고혈압 관리 운동법

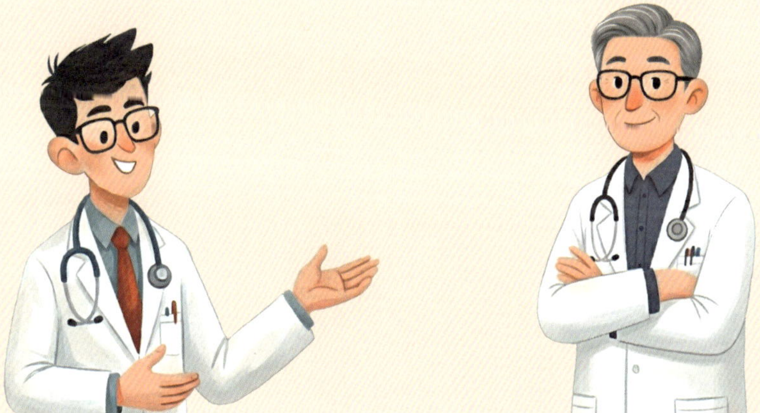

꾸준한 운동, 혈압을 낮추는 힘

꾸준한 운동은 뇌졸중과 심장병 위험을 15~20% 감소시킵니다.

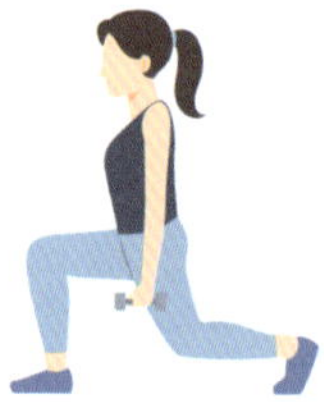

근력 운동

수축기 혈압 **4mmHg ↓**

이완기 혈압 **2mmHg ↓**

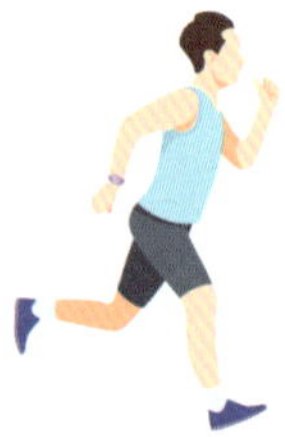

유산소 운동

수축기 혈압 **-5mmHg ↓**

이완기 혈압 **-2mmHg ↓**

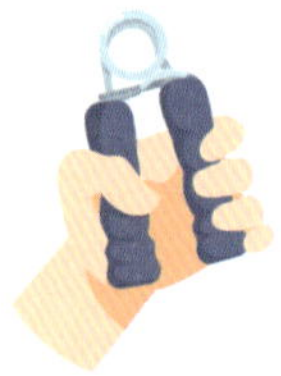

악력 운동

수축기 혈압 **-5mmHg ↓**

이완기 혈압 **-4mmHg ↓**

건강한 혈압,
꾸준한 운동으로 지킬 수 있습니다.

혈압 관리 그 이상, 운동의 이점

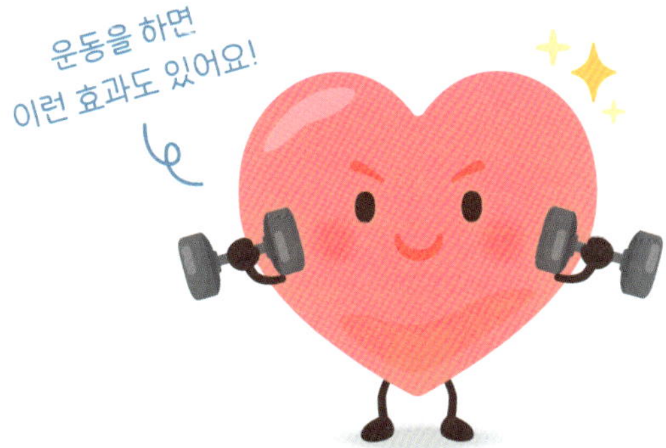

혈관 건강 및 노화 예방

- 혈관 기능 개선
- 혈관 노화 예방
- 혈관 탄성도 증가
- 동맥경화증 예방 및 억제

체중 및 만성 질환 관리

- 체중조절
- 혈중지질 개선
- 당뇨병 예방 및 개선
- 근골격계질환 예방 및 개선
- 낙상 예방 및 관절염 개선

건강을 지키는 예방적 효과

- 조기 사망률 감소
- 심혈관계질환 사망률 감소
- 암 예방 및 사망률 감소

정신 건강과 행복감 증대

- 심리적인 행복감 증진
- 우울증과 불안감 감소
- 삶의 질 향상
- 수면의 질 개선

고혈압 환자들에게 추천하는 유산소 운동

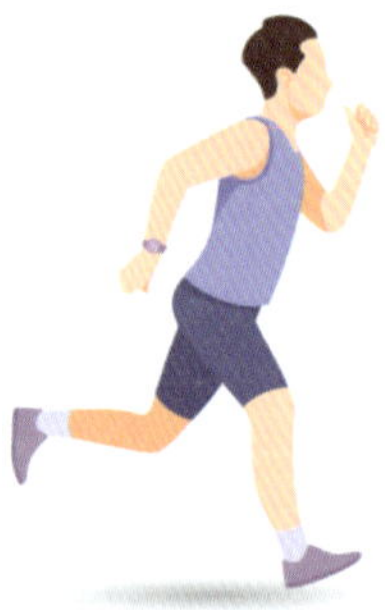

조깅

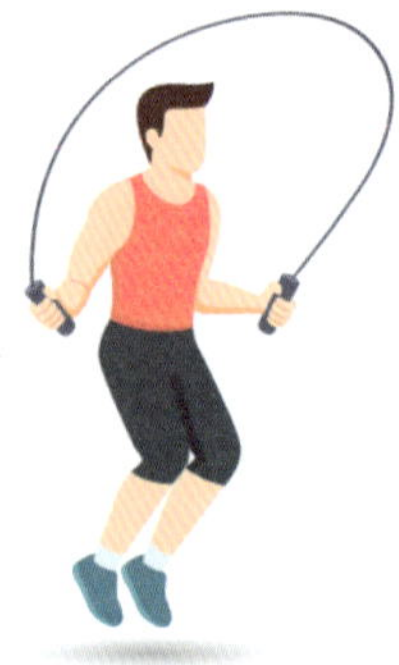

줄넘기

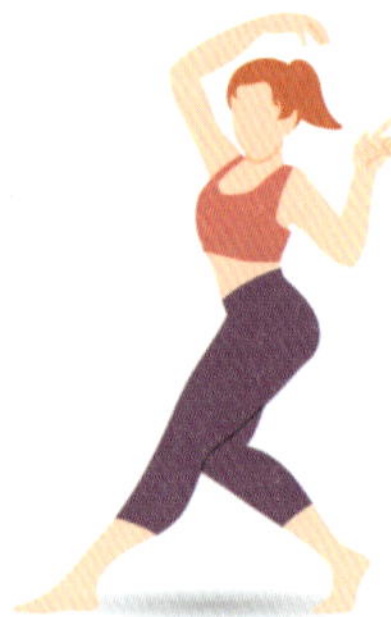

에어로빅 체조

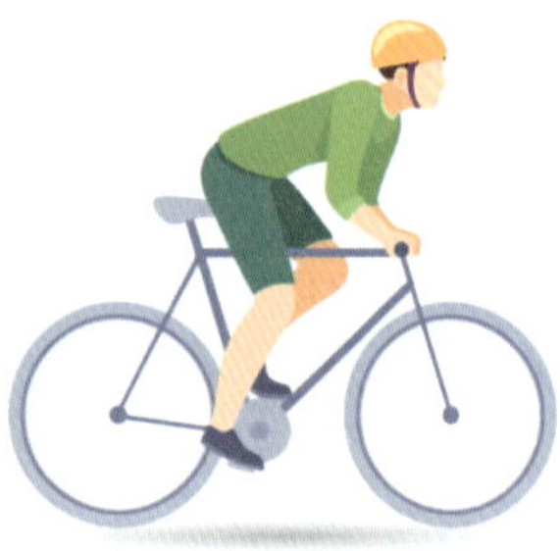

자전거 타기

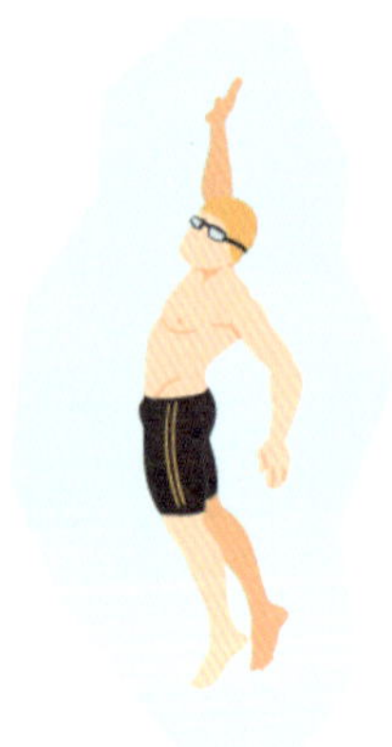

수영

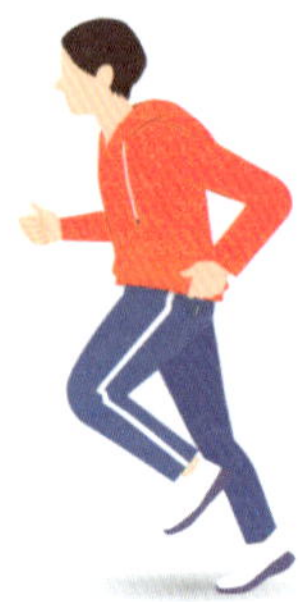

속보

조재형(서울성모병원 내분비내과)

고혈압 환자의 실내 운동

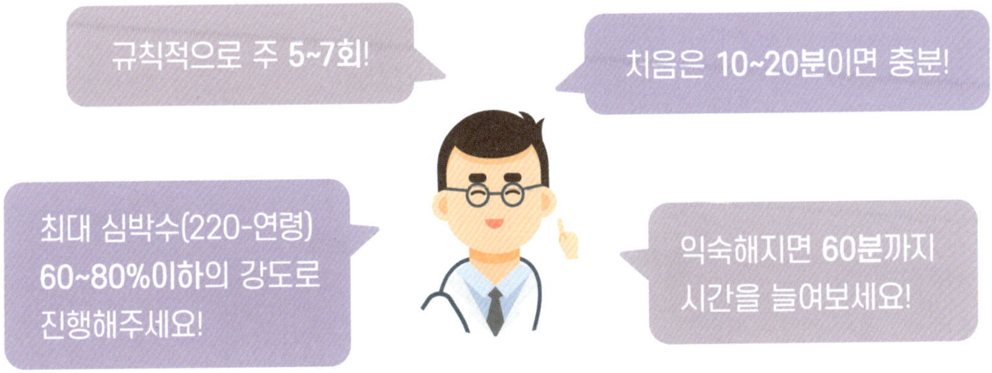

규칙적으로 주 5~7회!
처음은 10~20분이면 충분!
최대 심박수(220-연령) 60~80%이하의 강도로 진행해주세요!
익숙해지면 60분까지 시간을 늘여보세요!

런닝머신 / 윗몸 일으키기 / 쪼그려 앉기 / 자전거 타기

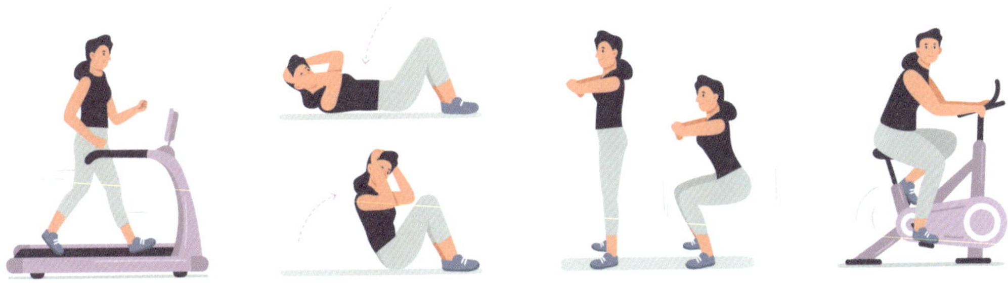

⚠ 이런 증상이 나타나면 운동을 멈추세요!

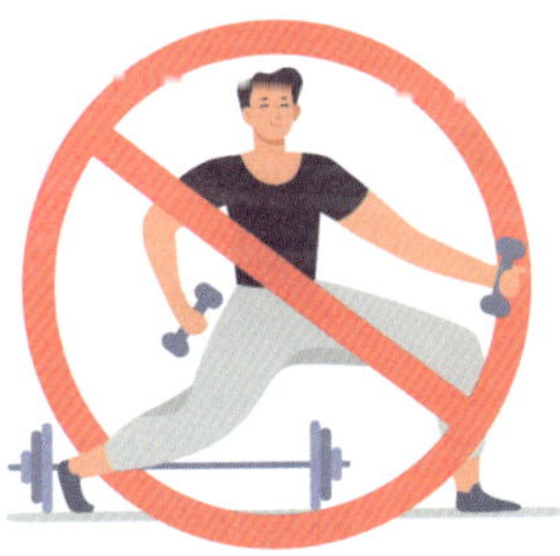

- 가슴이 답답하고 통증이 발생할 때
- 숨이 심하게 가쁠 때
- 가슴통증이 목, 어깨등으로 뻗칠 때
- 심박동이 지나치게 빨라지거나 불규칙 할 때
- 어지럽거나 속이 좋지 않을 때

고혈압 체중을 이용한 근력운동(1)

몸통

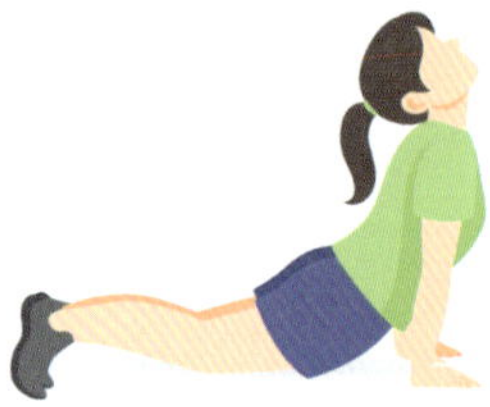

엎드려 상체 일으키기

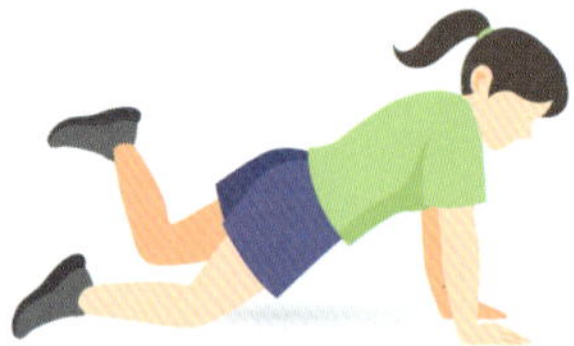

무릎 대고 다리 들기

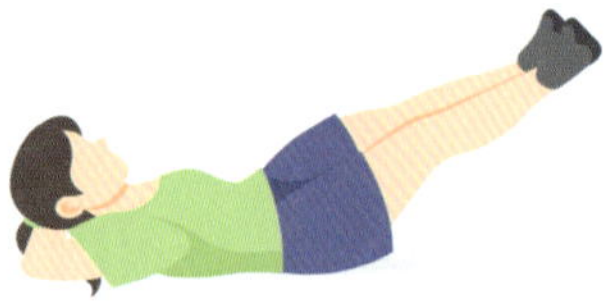

물고기 꼬리 흔들기

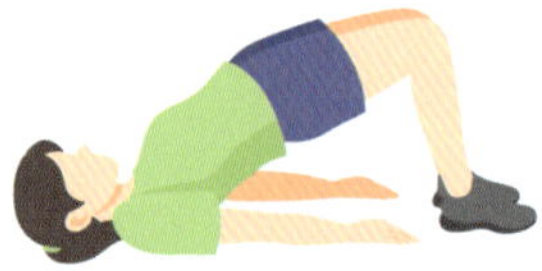

누워서 엉덩이 들기

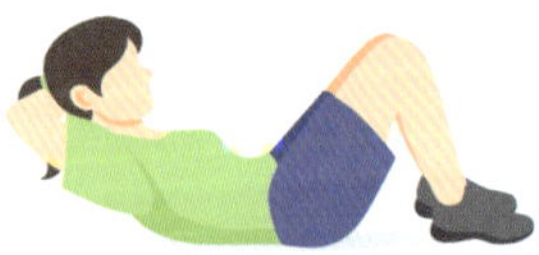

윗몸 반만 일으키기

윗몸 옆으로 일으키기

고혈압 체중을 이용한 근력운동(2)

상체

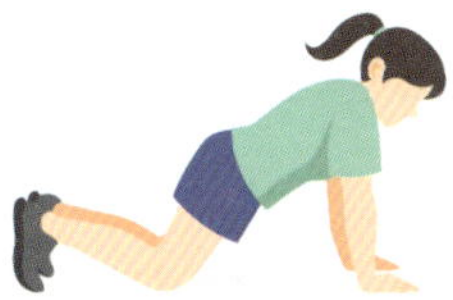
무릎 대고 팔굽혀 펴기

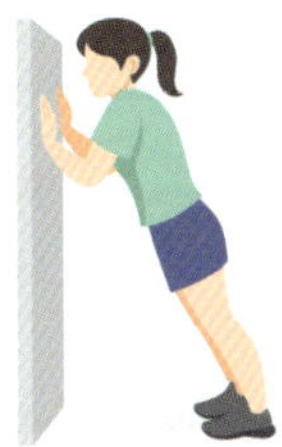
벽에서 팔굽혀 펴기

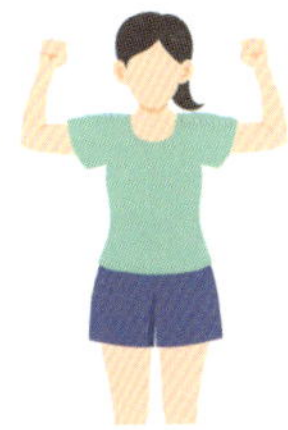
등 조이기

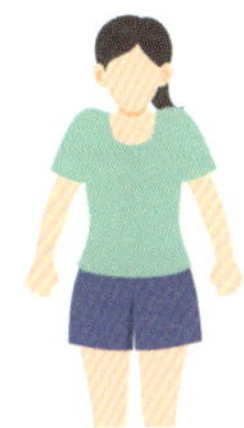
어깨 으쓱하기

하체

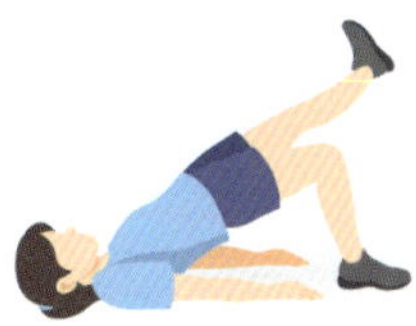
바로 누워서 엉덩이 들기

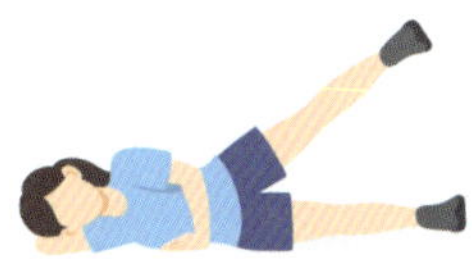
옆으로 누워 다리 옆으로 들기

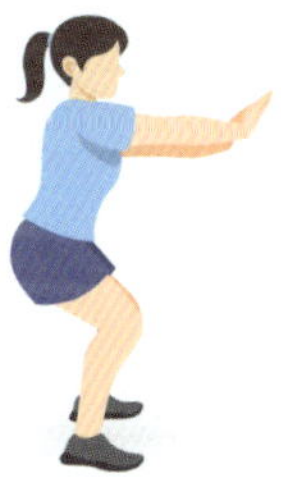
서서
반만 앉고 서기

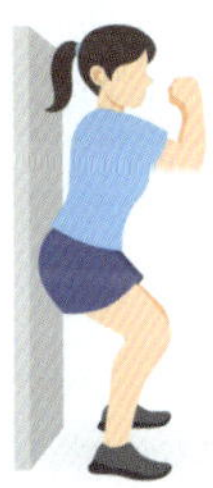
벽에 기대
반만 앉고 서기

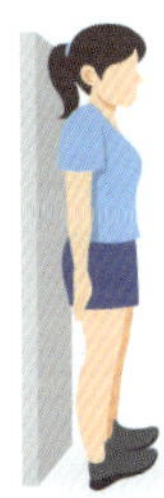
벽에 기대
앞꿈치 들기

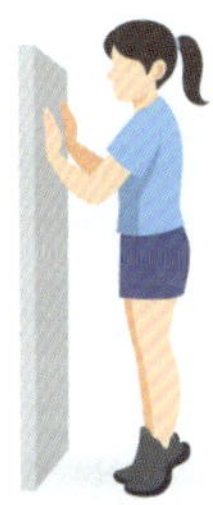
벽 잡고
뒤꿈치 들기

효과적인 등척성 악력 운동

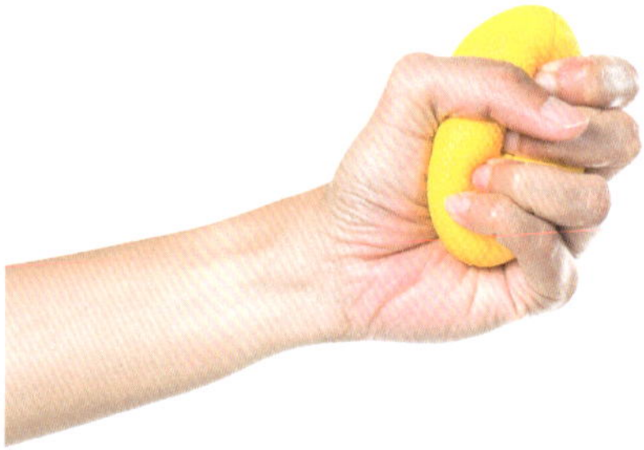

등척성 악력 운동이란?

손목이나 팔꿈치를 움직이지 않고 근육에 힘을 주어 악력을 강화하는 운동입니다.

1

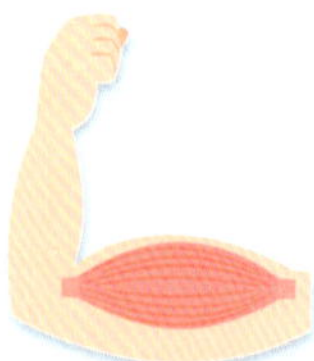

등척성 악력 운동은 혈압 감소, 대사 개선, 근력 강화에 도움을 줍니다.

2

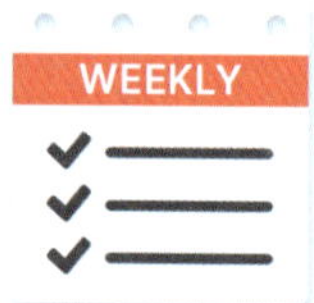

일주일에 2~3회 시행하는 것이 권장됩니다.

3

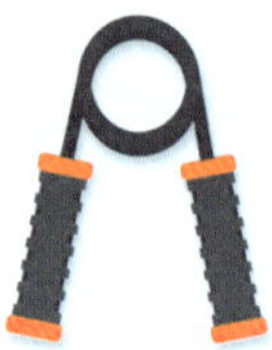

악력계 등을 이용하여 최대 악력의 30~40% 강도로 쥡니다.

4

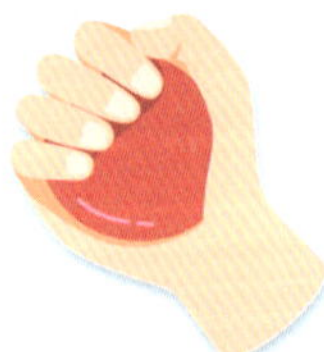

2분 동안 악력 상태를 유지한 후 1분 휴식하는 방법을 4회 반복합니다.

조재형(서울성모병원 내분비내과)

고혈압, 어떤 운동이 안전할까?

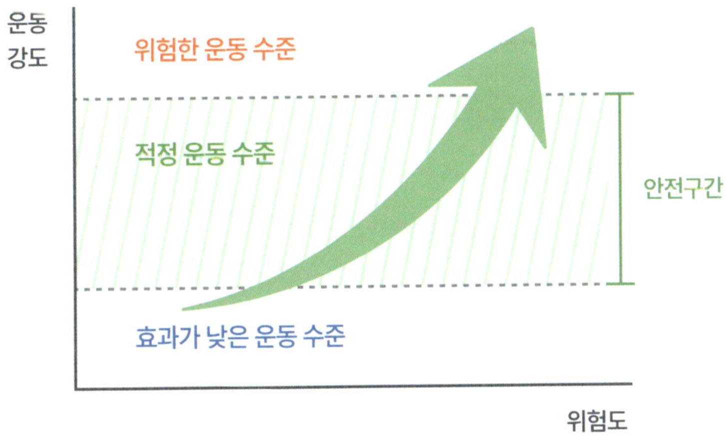

위험한 운동 수준

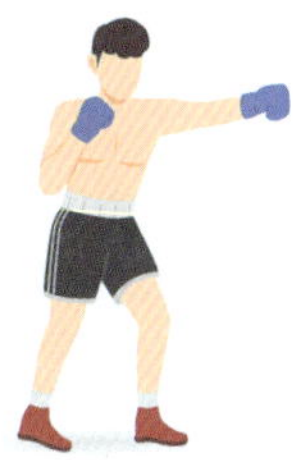

- **효과는 있지만 심박수와 혈압이 과도하게 오르는 위험한 운동**

예) 무리한 몸 만들기 도전
예) 고산 등반 등 극한 도전
예) 얼굴이 빨개질 정도의 격한 힘 쓰기
예) 무더위나 혹한 속 야외운동

적정 운동 수준

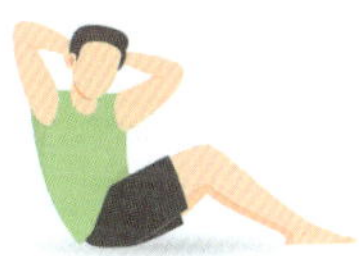

- **안전하면서도 효과적인 중강도 운동**
- **30~60분씩 주 5일 이상 실시**

효과가 낮은 운동 수준

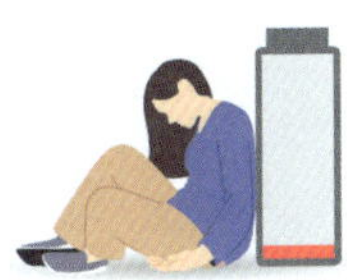

- **간헐적이고 비정기적인 운동**
- **지침 이하의 부족한 운동량**

조재형(서울성모병원 내분비내과)

고혈압 운동 시 주의사항

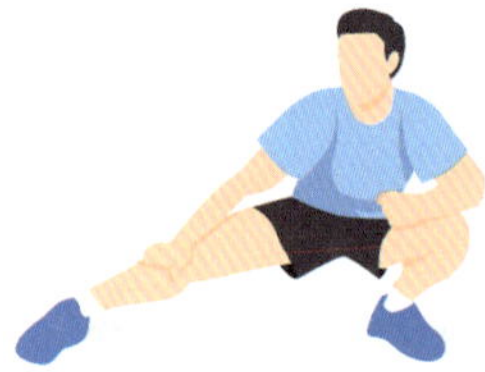

준비운동을 꼭 실시하세요.

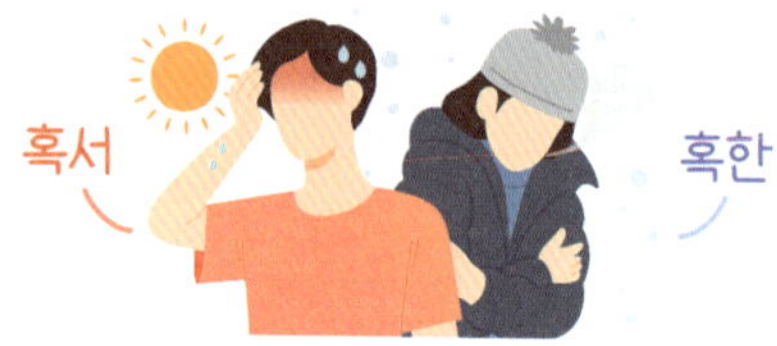

극한 날씨에는 운동을 피하세요.

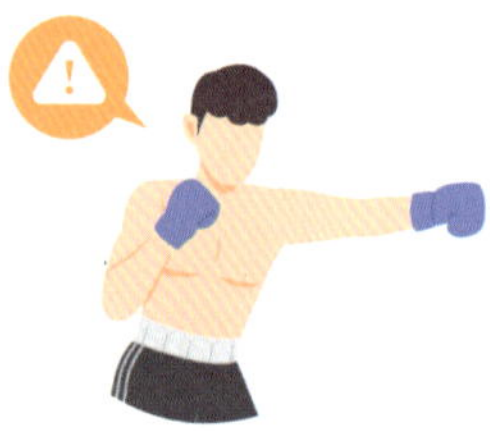

과도한 경쟁 운동은 피하세요.

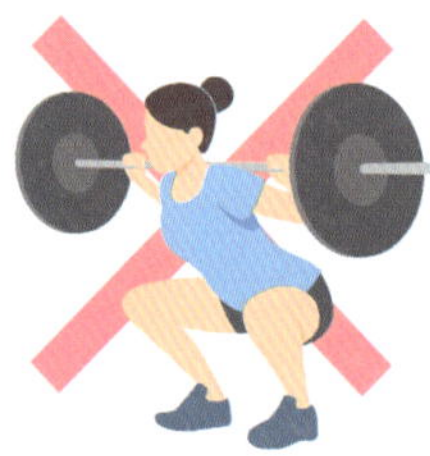

도전적인 운동은 피하세요.

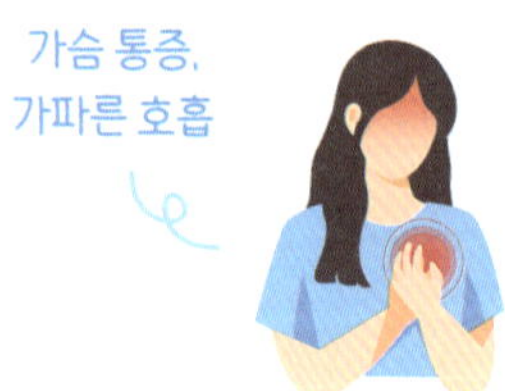

몸에 이상 신호가 느껴지면
즉시 운동을 중지하세요.

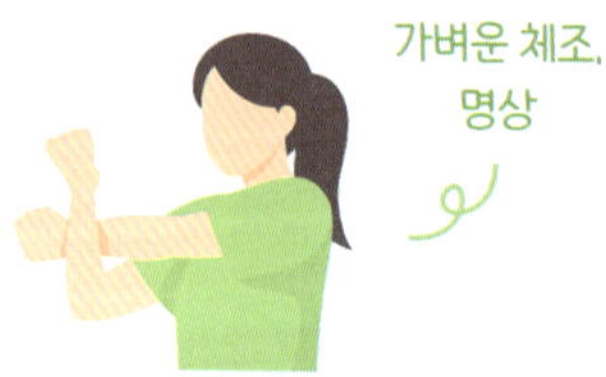

심한 스트레스를 받았다면,
가벼운 운동으로 심신을 안정시키세요.

조재형(서울성모병원 내분비내과)

비만인 고혈압 환자의 운동 가이드

운동 목표

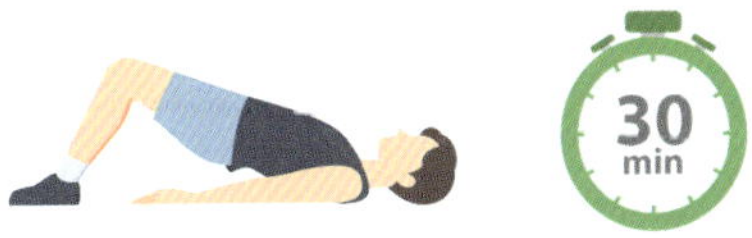

* 매일 30분 이상, 주 2회 이상 실천

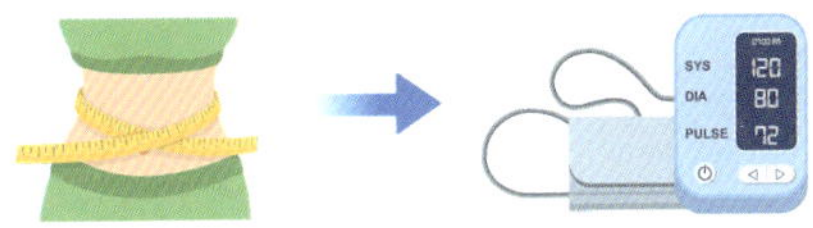

* 체중 1kg 감량 시 (수축기 혈압 2mmHg ↓ / 이완기 혈압 1mmHg ↓)

일상 속 활동 늘리기

- 출퇴근 시 대중교통 이용
- 자동차에 운동화 준비
- 한 정거장 먼저 내려 걷기
- 계단 이용하기
- 스마트폰·스마트워치로 활동량 확인

추천 운동

- 걷기, 계단 오르기, 자전거 타기, 수영 등 유산소 운동
- 가벼운 근력운동 병행

운동 강도 및 시간

- 하루 30~60분, 주 5일 이상
- 처음엔 10분씩 3회 나누어 시작
- 점차 늘려 주당 300분 이상 실천
- 운동 강도는 중간 수준 유지

운동 Q&A(1)

운동하기 좋은 시간은 언제인가요?

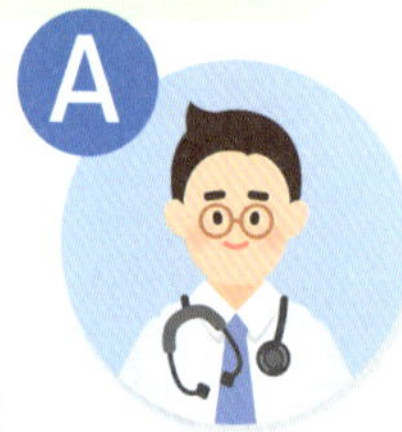

오후, 초저녁 식사 30분 이후 운동이 좋습니다.

몸이 충분히 깨어난 일과 시간에 운동을 하는 것이 좋으며, 인체 대사가 가장 활발한 오후나 초저녁 식사 30분 이후가 바람직합니다.
늦은 운동은 수면에 영향을 끼치니 잠들기 1~3시간 전에 끝내주세요.

운동 전에 준비 운동을 꼭 해야하나요?

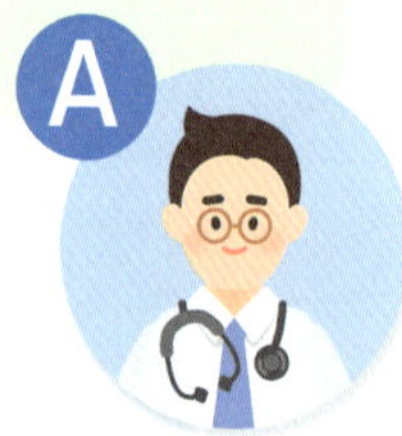

부상 방지를 위해 준비 운동을 하는 것이 좋습니다.

준비 운동은 근육을 이완하며, 근력 운동시 부상 방지에 도움이 됩니다.

준비 운동 종류

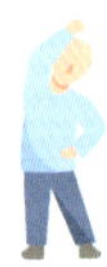

스트레칭

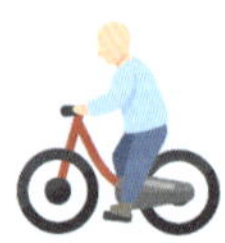

자전거 타기

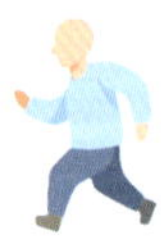

가볍게 뛰기

운동 Q&A(2)

금방 피곤해요. 꼭 운동을 30분 이상 해야하나요?

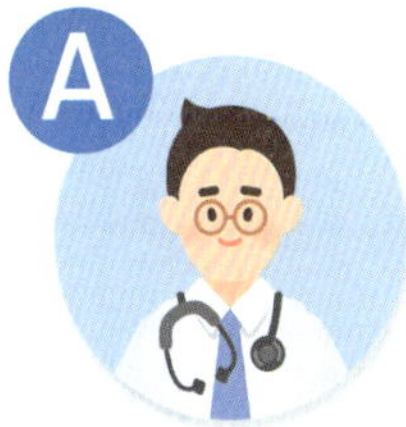

피곤하다면 운동을 나누어 하는 것이 좋습니다.

'걷기(10분)-휴식'으로 나누어 시행하며 30분 운동을 지속합니다.
운동 전·후 준비 운동과 정리 운동을 하거나, 마사지와 반신욕을 하여
피로감을 낮춰주는 것도 효과적인 방법입니다.

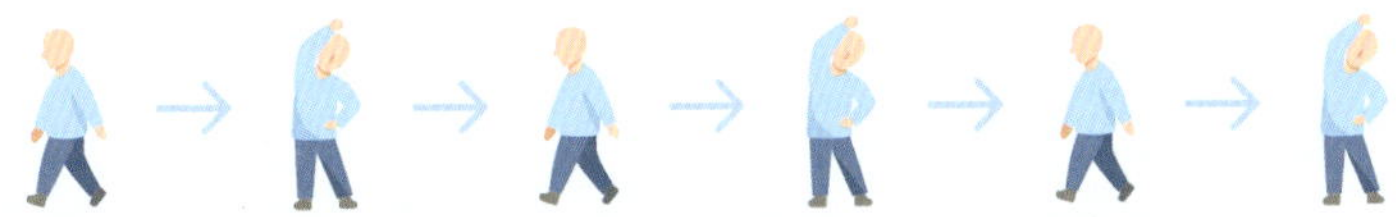

신체 활동량이 많은데 운동을 해야하나요?

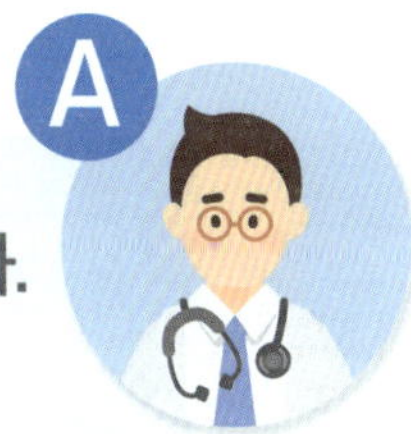

운동과 노동은 다르며 가벼운 운동을 하는 것이 좋습니다.

노동은 칼로리 소모량은 많으나 운동의 효과를 느끼기 어렵습니다.
활동량이 많다면 근육을 풀어주는 운동을 권장하고
가벼운 운동으로 피로감과 스트레스를 해소하는 것이 좋습니다.

PART 4

스트레스 -
혈당과 혈압 모두를 위협하는
보이지 않는 적

‘스트레스는 만병의 근원’이라는 말처럼, 스트레스는
다양한 질환과 합병증의 중요한 요인입니다.

혈당과 혈압 조절에서도 예외가 아닙니다. 스트레스는
두 지표를 모두 상승시켜 치료 효과를 떨어뜨릴 수 있습니다.

이 장에서는 스트레스가 혈당과 혈압에 미치는 영향을
이해하고 이를 효과적으로 조절하기 위한
실천 방법을 함께 알아보시기 바랍니다.

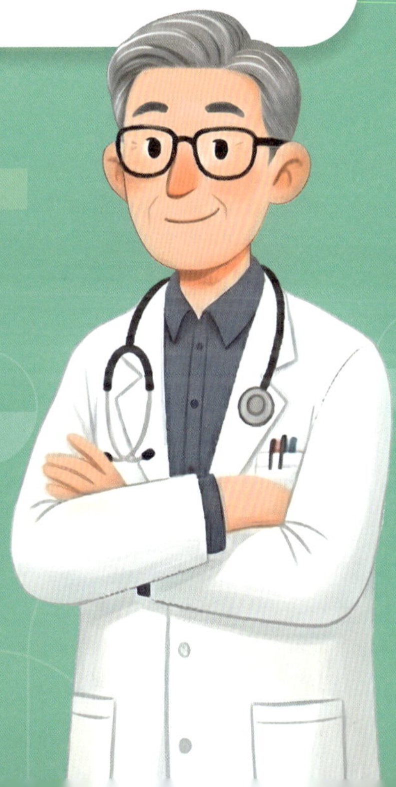

4-1

당뇨병 관리를 어렵게 하는 또 하나의 복병, 스트레스

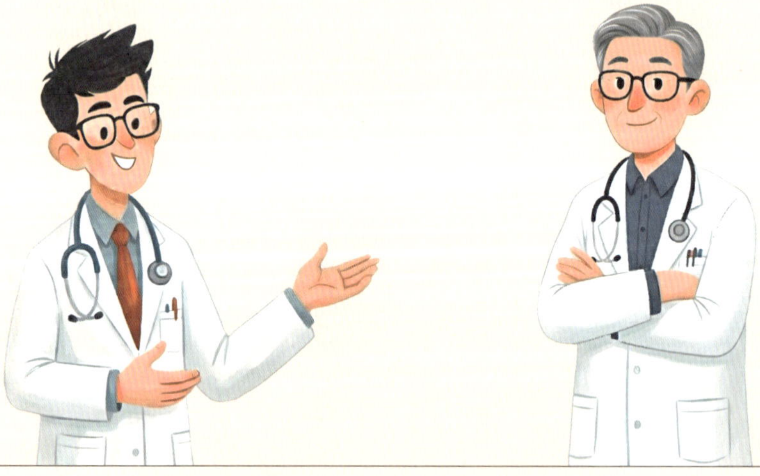

스트레스란 무엇인가요?

스트레스는 긴장과 압력을 일으키는 자극에 대한
신체적, 정신적, 행동적 반응 또는 적응입니다.

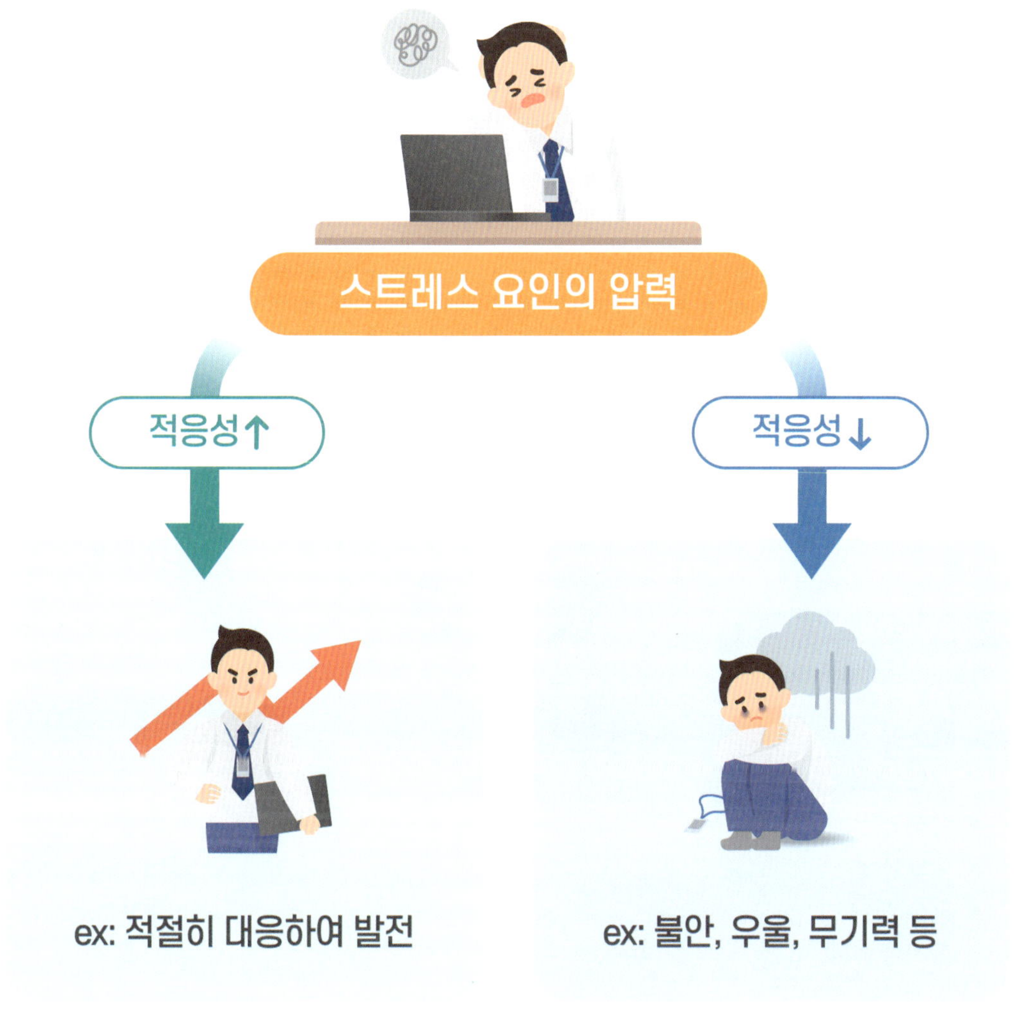

스트레스 요인의 압력
적응성↑
적응성↓
ex: 적절히 대응하여 발전
ex: 불안, 우울, 무기력 등

스트레스가 우리 몸에 미치는 영향

뇌 · 감정 기능

- 기력 저하
- 판단력 저하
- 불면증
- 분노
- 불안 · 초조
- 우울 · 걱정

호르몬 기능

- 관절염
- 당뇨
- 불임
- 월경불순

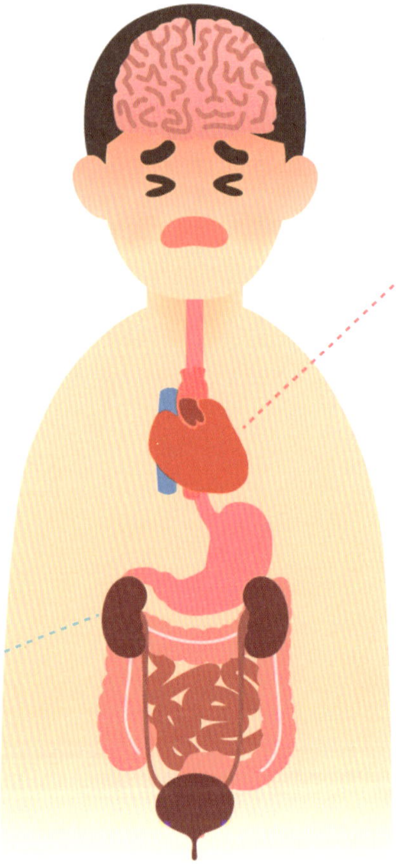

근육 기능

- 근육 통증
- 다리 경련
- 두통
- 긴장성 통증

심장과 혈관계

- 혈관 수축
- 가슴 통증
- 어지러움
- 고혈압
- 편두통
- 심장 질환

소화와 비뇨기능

- 속쓰림
- 구토 · 소화불량
- 설사 · 변비
- 이뇨장애
- 체중 변화
- 성기능 장애

면역 기능

- 여드름
- 감기 · 독감
- 피부 발진
- 천식 등

박지연(서울성모병원 내분비내과)

스트레스를 만나면 나타나는 우리 몸의 반응

스트레스 반응은 자율신경계에서 일어나며
교감신경이 활성화되고 부교감신경은 저하됩니다.

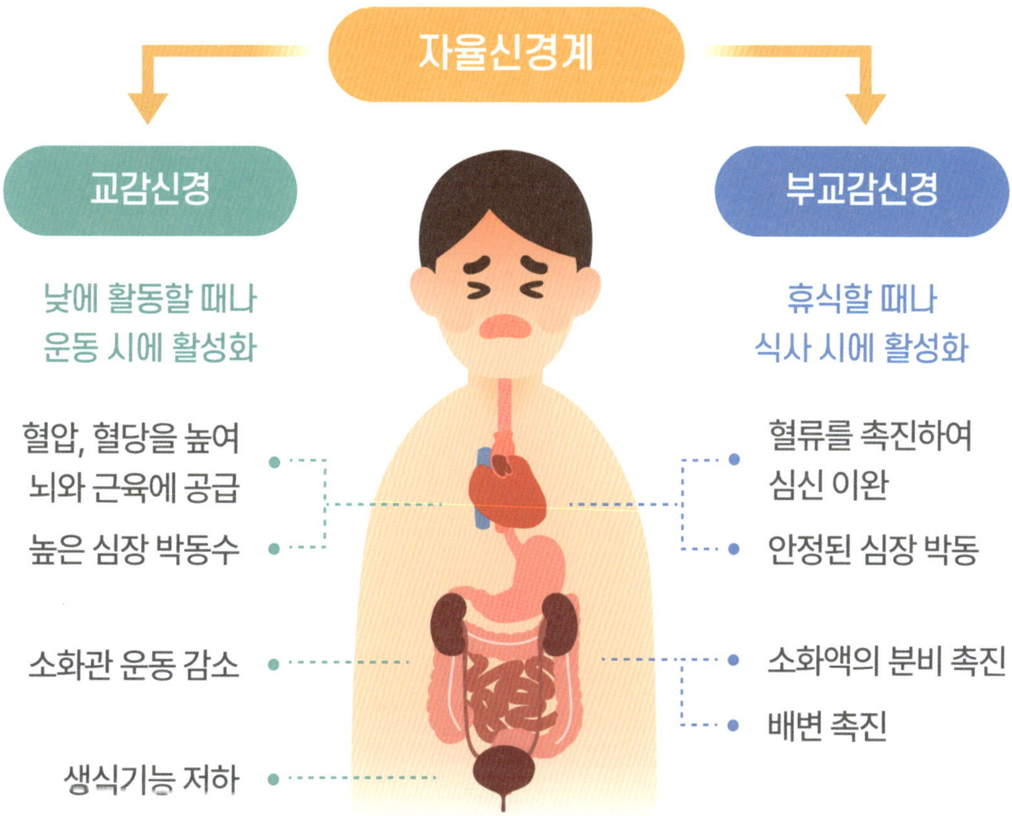

우리 몸은 스트레스를 이기기 위해 근육의 혈액량을 증가시켜
순간적으로 강한 힘을 발휘합니다.

건강에 해로운 스트레스의 증상

신경과민

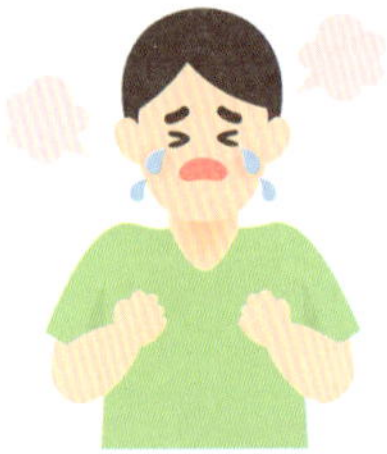

빠른 심장박동

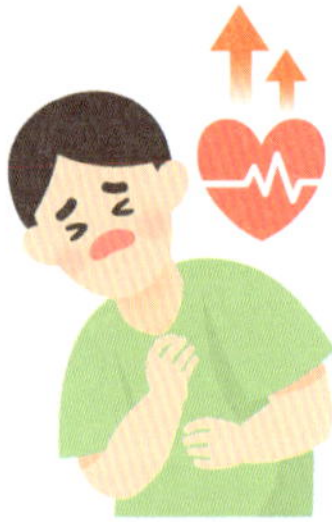

힘든 호흡

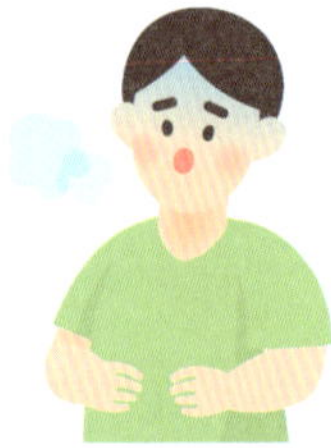

땀 분비

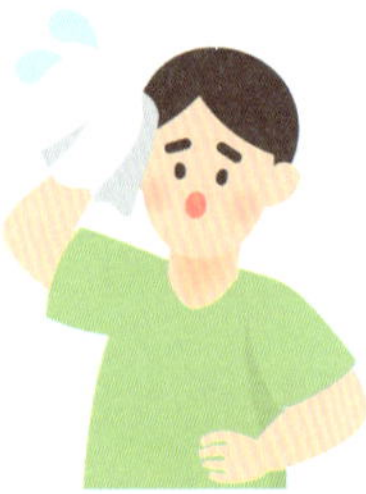

얼굴 통증/근육 긴장

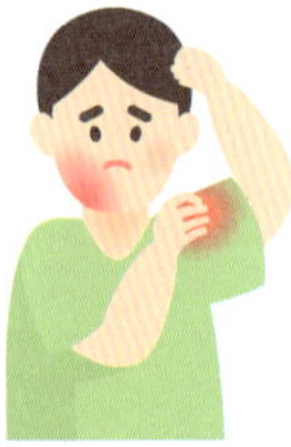

두통

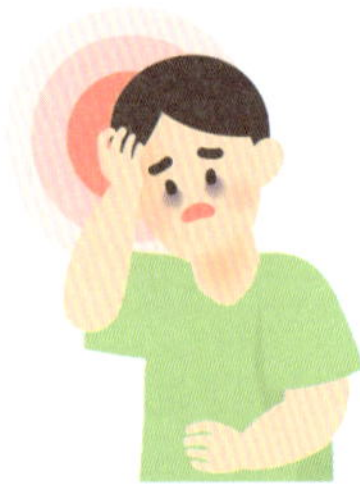

불면증

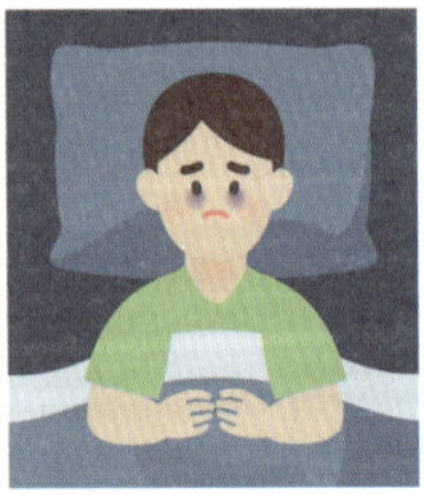

변비/설사

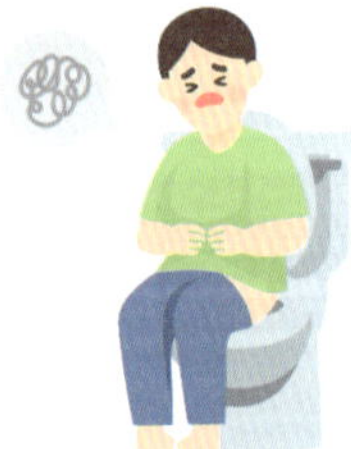

식욕 부진/체중 감소

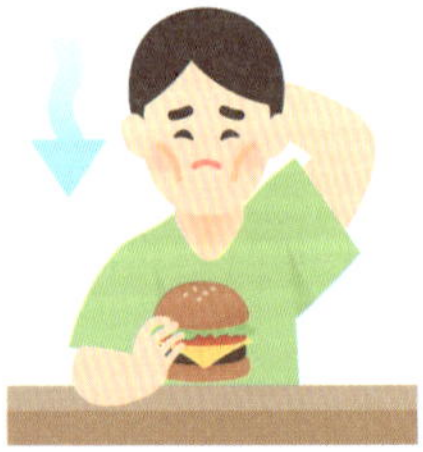

조윤정(서울성모병원 내분비내과)

직장 내 스트레스 줄이기

직원의 스트레스 줄이는 법

1. 상사를 '좋다, 싫다'는 **감정을 개입하여 대하지 않기**
2. 상사를 **특정 역할을 부여받은 사람**으로 인식하기
3. 갈등은 '틀렸다'가 아닌 **나와 '다르다'로 생각**하기
4. 업무 외 가능한 **부딪치지 않기**
5. 상사와의 문제는 **대화를 통해 해결하기**

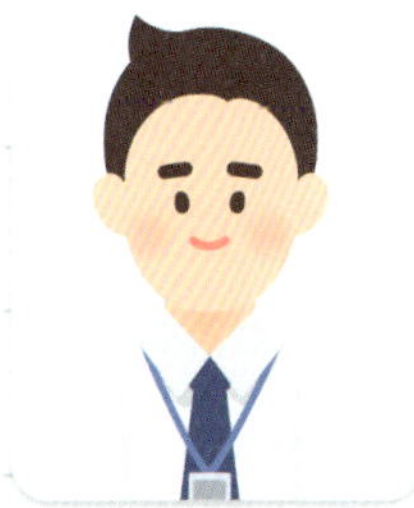

상사의 스트레스 줄이는 법

1. **예측 가능한 일을 지시**하기
2. **퇴근 시간**을 앞두고 업무를 **할당하지 않기**
3. 부하 직원이 스스로 할 수 있는 일을 부여하기
4. **일방적인 지시 대신 상황 설명하기**
5. 지시하기 전 **부하 직원의 입장 생각하기**

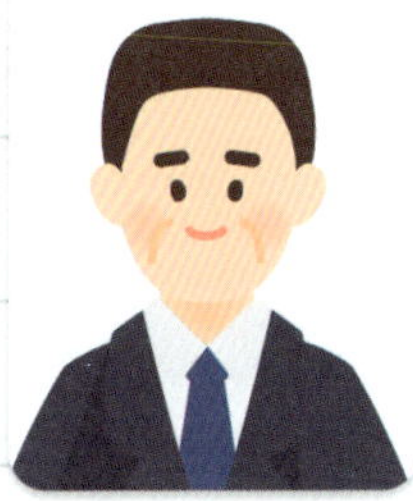

회사의 역할

- 상하 직급보다 **기능·역할 중심 운영**하기
- 문제 지적은 **해당 직원만 있는 장소**에서 하기
- 직원의 **스트레스 수준 알기**

스트레스는 혈당에 어떤 영향을 줄까요?

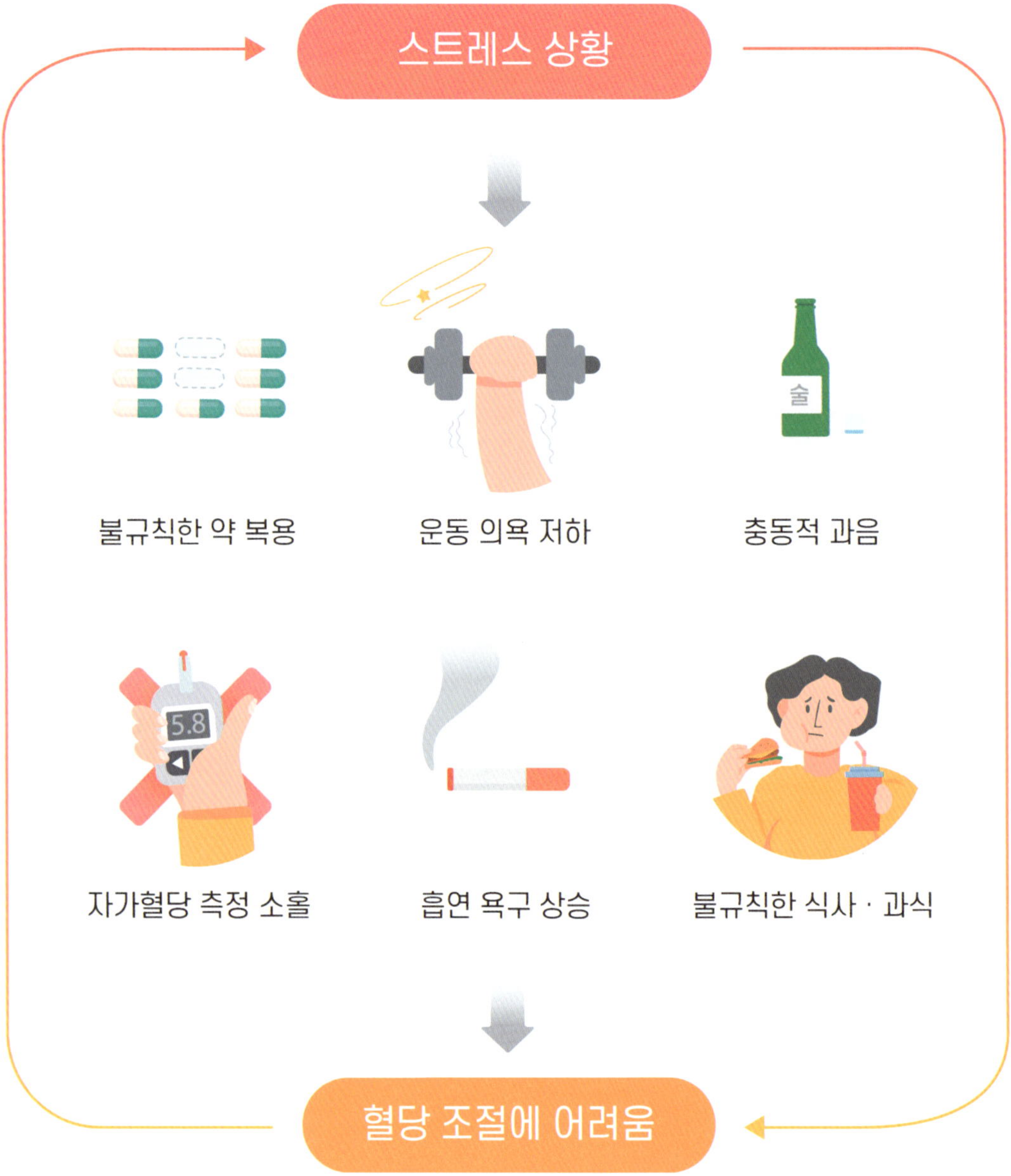
스트레스 상황
술
불규칙한 약 복용
운동 의욕 저하
충동적 과음
5.8
자가혈당 측정 소홀
흡연 욕구 상승
불규칙한 식사 · 과식
혈당 조절에 어려움

조재형(서울성모병원 내분비내과)

4-2

스트레스 관리가 고혈압 조절의 핵심

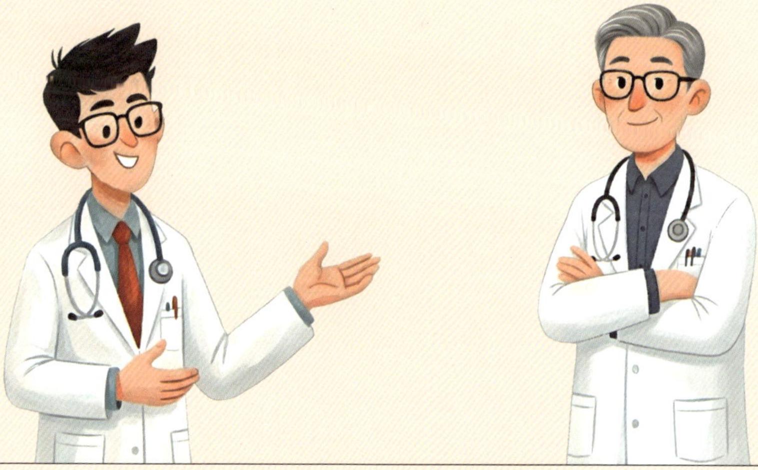

지금 나는 스트레스 받고 있을까?

! 스트레스 증상이 있는지 체크해보세요.

* 한 가지 이상이 해당한다면 스트레스 관리가 필요합니다.

감정적인 증상

- ☐ 분노
- ☐ 통제할 수 없는 슬픔
- ☐ 신경과민
- ☐ 기분이 축 쳐짐

신체적인 증상

- ☐ 근육 통증 및 긴장
- ☐ 목과 어깨의 뻣뻣한 통증
- ☐ 무기력
- ☐ 수면장애
- ☐ 설사 또는 변비

행동으로 나타나는 증상

- ☐ 초조하고 불안함
- ☐ 감정에 따른 식사장애
- ☐ 알코올의 남용
- ☐ 흡연 시작 또는 지나친 흡연

인지적인 증상

- ☐ 집중력 감소
- ☐ 기억이나 암기가 어려움
- ☐ 끊임없는 걱정
- ☐ 명확한 생각의 어려움

출처: 하버드 의과대학 특별 건강 보고서(2013)

박지연(서울성모병원 내분비내과)

개인별 스트레스 대응 능력

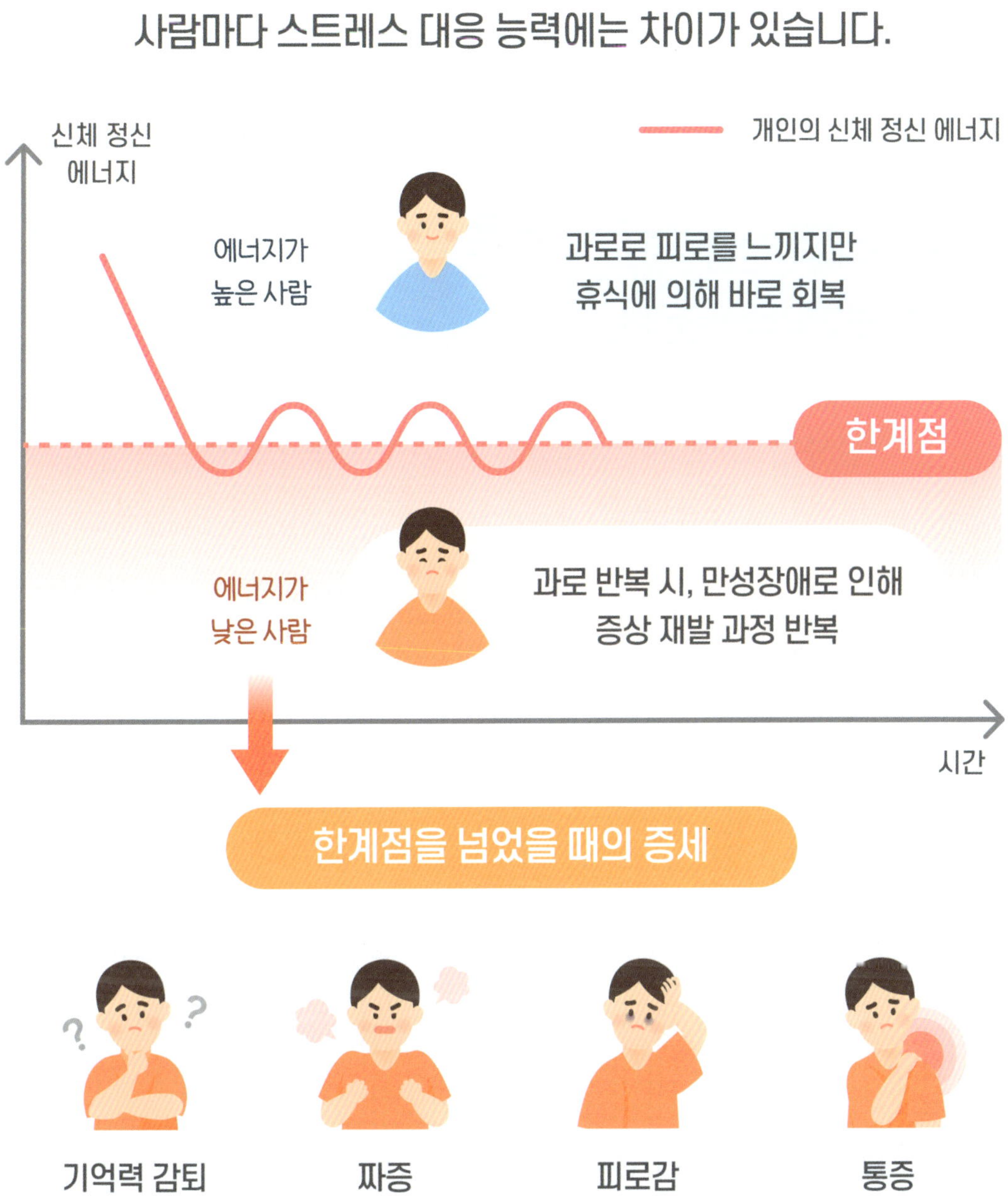

스트레스는 나쁘기만 할까요?

적절한 스트레스는 활력을 주고
생산성과 창의력을 높입니다.

긍정적 스트레스

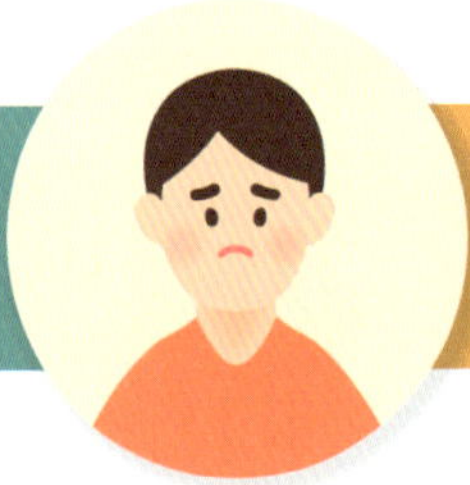

부정적 스트레스

적절히 대응하면
삶이 더 나아질 수 있습니다.

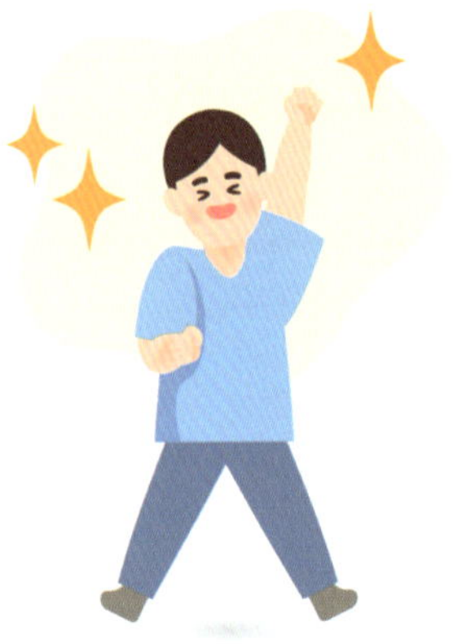

1. 생활의 윤활유로 작용
2. 자신감 상승
3. 일의 생산성, 창의력 상승

불안, 우울 등의
증상을 일으킬 수 있습니다.

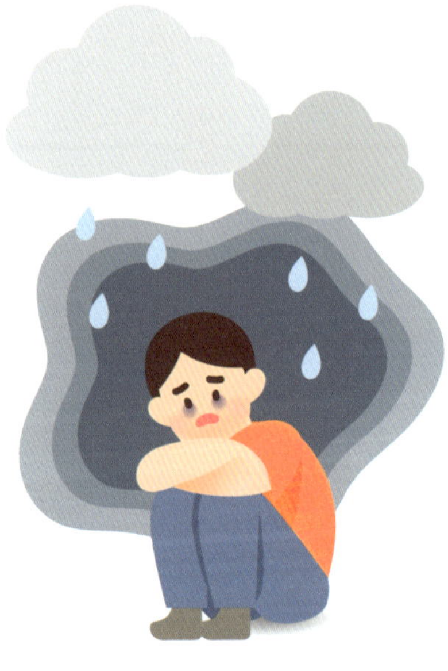

조윤정(서울성모병원 내분비내과)

스트레스 관리하기 | 불안감 대처 및 취미활동

과도한 불안감 잘 대처하기

지나친 불안감

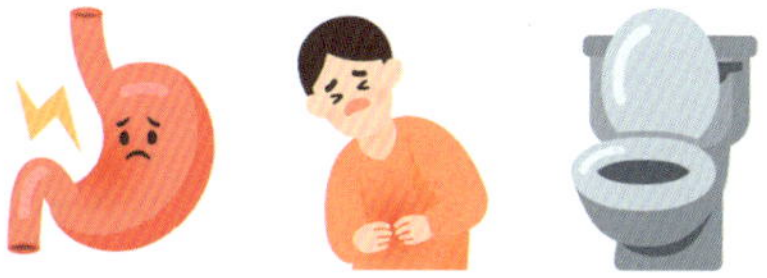

위장 기능 장애, 복통·설사

- 평화로운 마음 갖기
- 대화하기
- 문화 활동하기
- 신체 활동하기

한가지 이상 취미·여가 활동하기

신체·정신적 활동은 마음을 윤택하게 하고 우울을 예방합니다.

취미·여가 활동

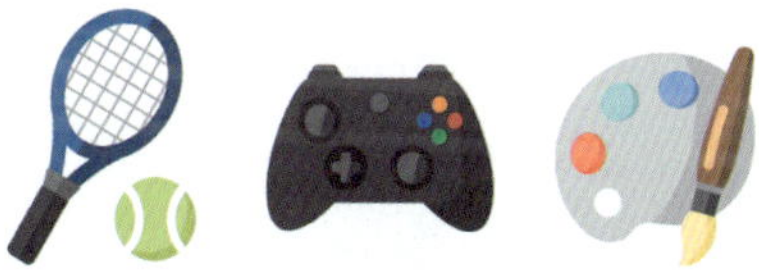

스포츠, 게임, 댄스, 미술 등

- 스트레스 해소
- 욕구 불만 해소
- 갈등·정서적 불안 해소

스트레스 관리하기 | 지친 뇌 재충전하기

외부 정보와 단절하는 훈련

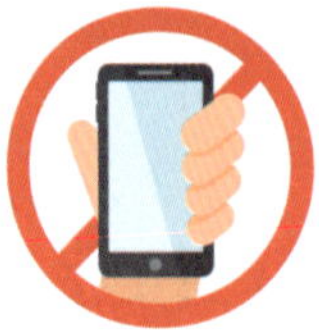

호흡하기

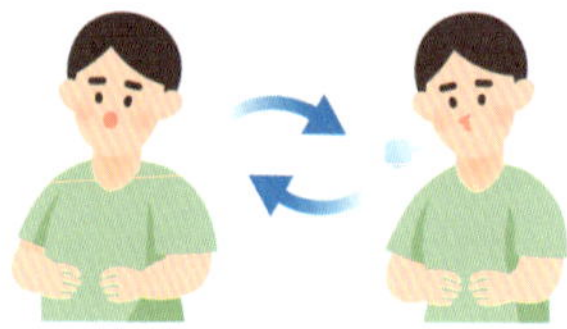

음미하며 음식 먹기

하루 10분 걷기

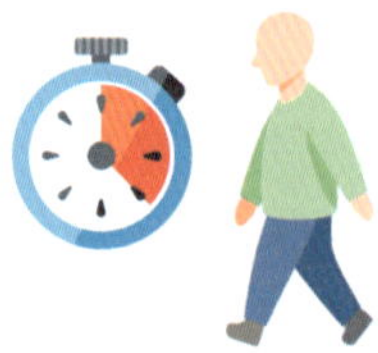

대화하기

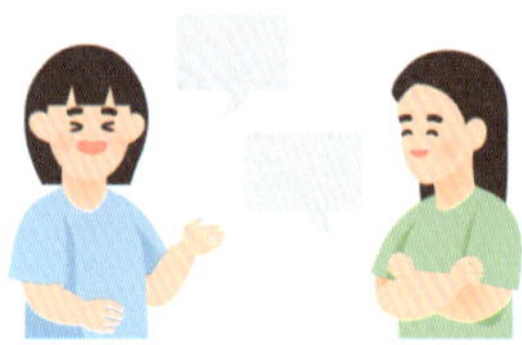

슬픈 콘텐츠 감상하기

문학 작품 읽기

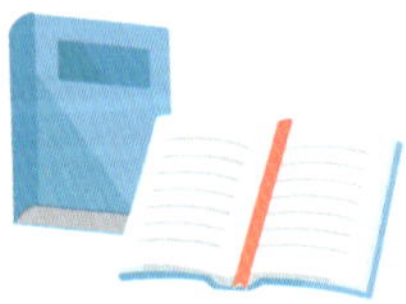

여행하기

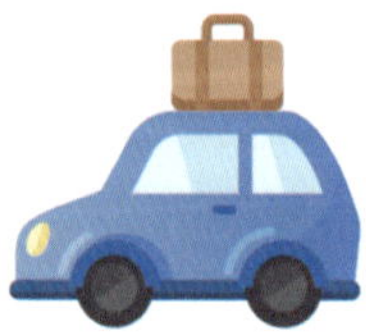

스트레스가 혈압에 미치는 영향

스트레스는 고혈압(혈압 상승)에 중요한 영향을 미칠 수 있음

스트레스 자체가 고혈압을 직접적으로 유발하지는 않지만,
지속적이거나 반복되는 스트레스는 고혈압 발병과 악화에 영향을 미칩니다.

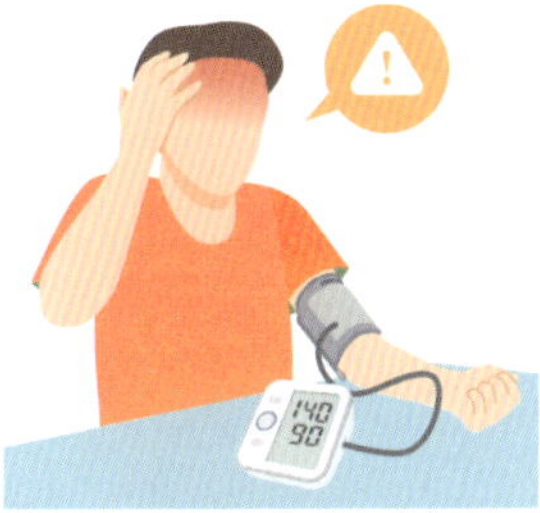

고혈압 ↑

호르몬 변화

- 스트레스 호르몬인 아드레날린·코르티솔 분비 증가
- 코르티솔 지속 상승

→ 혈관 수축, 체내 수분·염분 증가

생활습관 변화

- 과식·불규칙한 식사
- 음주·흡연 증가
- 운동 부족, 수면 장애

혈관 기능 저하

- 혈관 내피 기능 저하
- 혈관 탄력성 감소

교감신경계 활성화

- 심박수 증가
- 말초 혈관 수축 → 혈압 상승

고혈압을 예방하고 관리하려면, 스트레스를 잘 관리하세요!
명상·운동·심리치료가 도움 됩니다.

PART 5

질환 바로알기 - 혈당·혈압 관리를 위한 기본 지식

당뇨병과 고혈압은 생활습관과 밀접하게 연관된 질환으로,
단순히 약제를 복용하는 것만으로는 충분하지 않습니다.

질환에 대해 스스로 올바르게 이해하고,
자신에게 맞는 관리법을 꾸준히 실천하는 것이
무엇보다 중요합니다.

이 장을 통해 당뇨병과 고혈압의 기본 개념을 익히고,
나에게 맞는 혈당·혈압 관리 방법을
체계적으로 실천해 보시기 바랍니다.

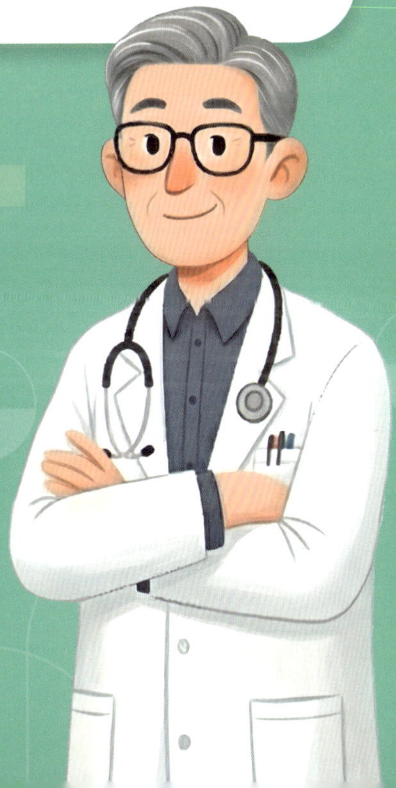

당뇨병 증상은?

당뇨병이 발병하였다고 하여도 특별한 증상이 없는 경우가 대부분입니다.
다만 **혈당이 매우 높은 경우**에는 다음과 같은 증상이 발생할 수 있습니다.

소변양이 많아지거나

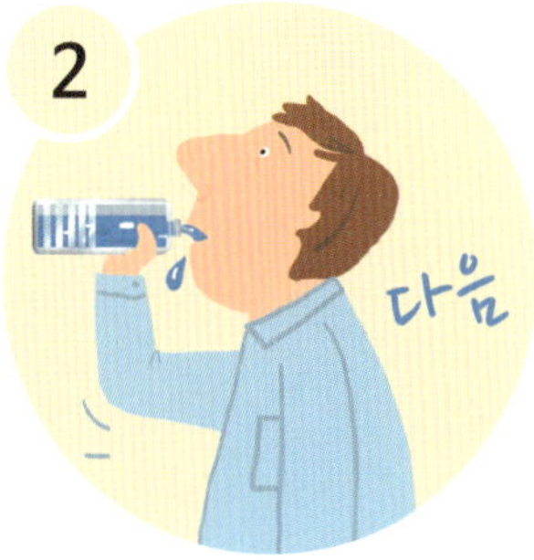

심한 갈증으로 물이나 음료를 많이 마시게 되거나

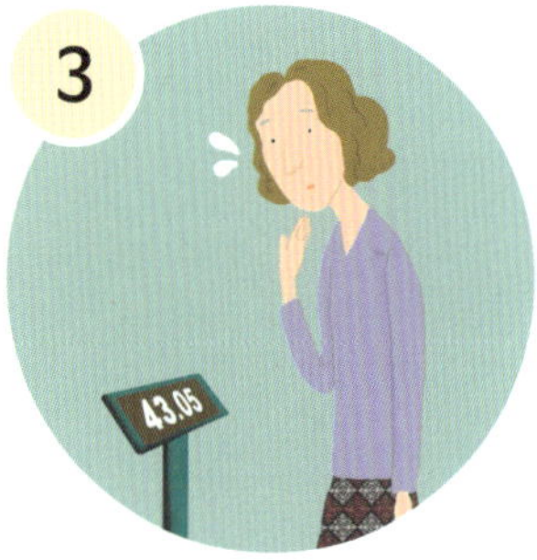

체중이 감소하거나

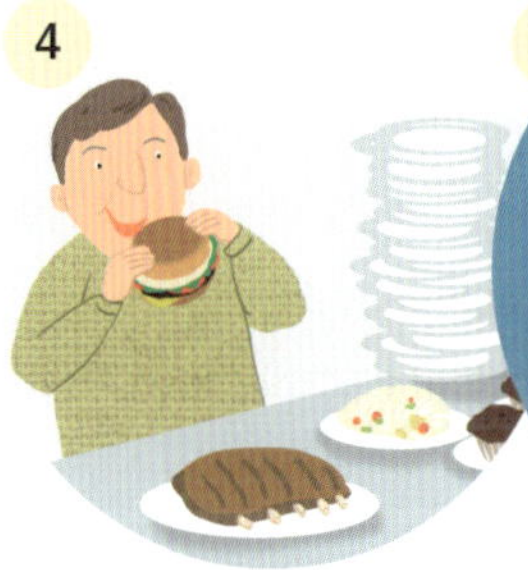

식사량이 많아지거나

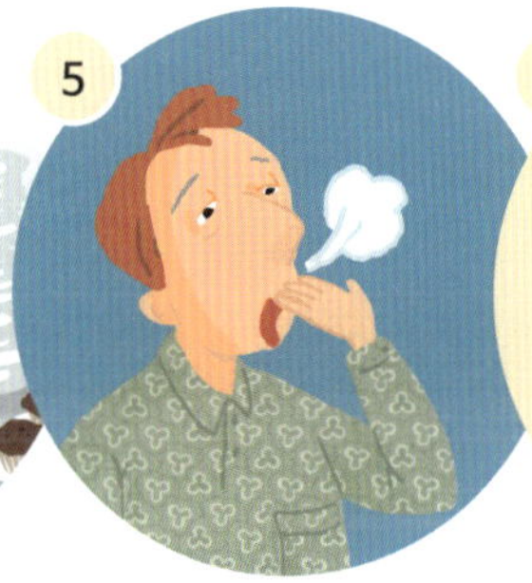

심한 **피로감**을 느끼거나

흐릿하게 보이거나

상처치유가잘 안되거나

당뇨병은 증상만으로 진단해서는 안되며 증상이 없더라도 정기적인 검사가 필요합니다.
위와 같은 증상이 나타난다면 신속히 당뇨병 발생 여부에 대한 검사를 진행해야합니다.

당뇨병의 진단

당뇨병의 진단 기준

당뇨병은 별다른 증상이 없으므로 **혈액검사 결과를 통하여 진단**할 수 있습니다.

1. 혈당수치에 따른 당뇨병의 진단 기준

현재 환자분의 상태는 v 체크한 부분입니다.

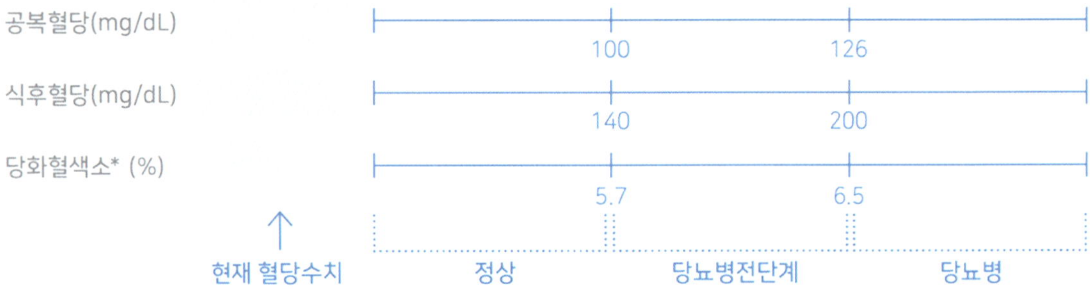

*당화혈색소는 지난 3개월간의 혈당조절정도를 의미합니다.

2. 개인 목표 혈당 수치

※당뇨병 환자에서 혈당 조절의 목표는 환자 개개인의 특성에 따라 개별화되어야 합니다.

공복혈당 (mg/dL)	식후혈당 (mg/dL)	당화혈색소 (%)

당뇨병 전단계 및 진단 초기 주의사항

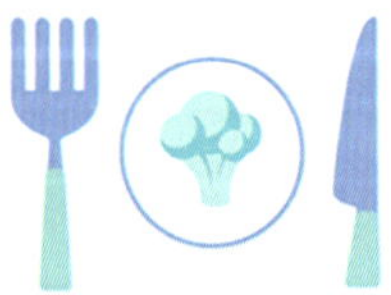

당뇨병 전단계에서는 **식생활 습관 개선**을 통해 당뇨병을 예방하셔야합니다.

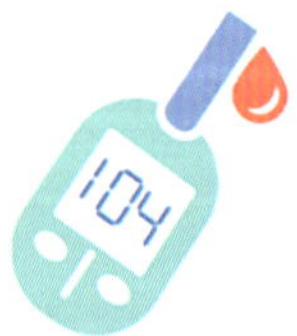

당뇨병 전단계는 결코 정상을 의미하는 것이 아니라 **당뇨병에 매우 가까운 상태**이니 지금부터 주의하셔야 합니다.

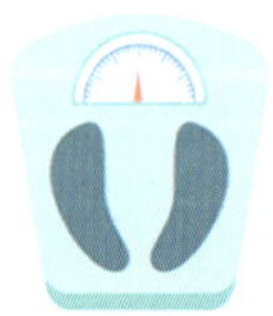

당뇨병 진단 초기에 **적극적인 체중조절**로 혈당을 빠르게 감소시키는 것이 매우 중요합니다.

조재형(서울성모병원 내분비내과)

당뇨병 관리의 A B C

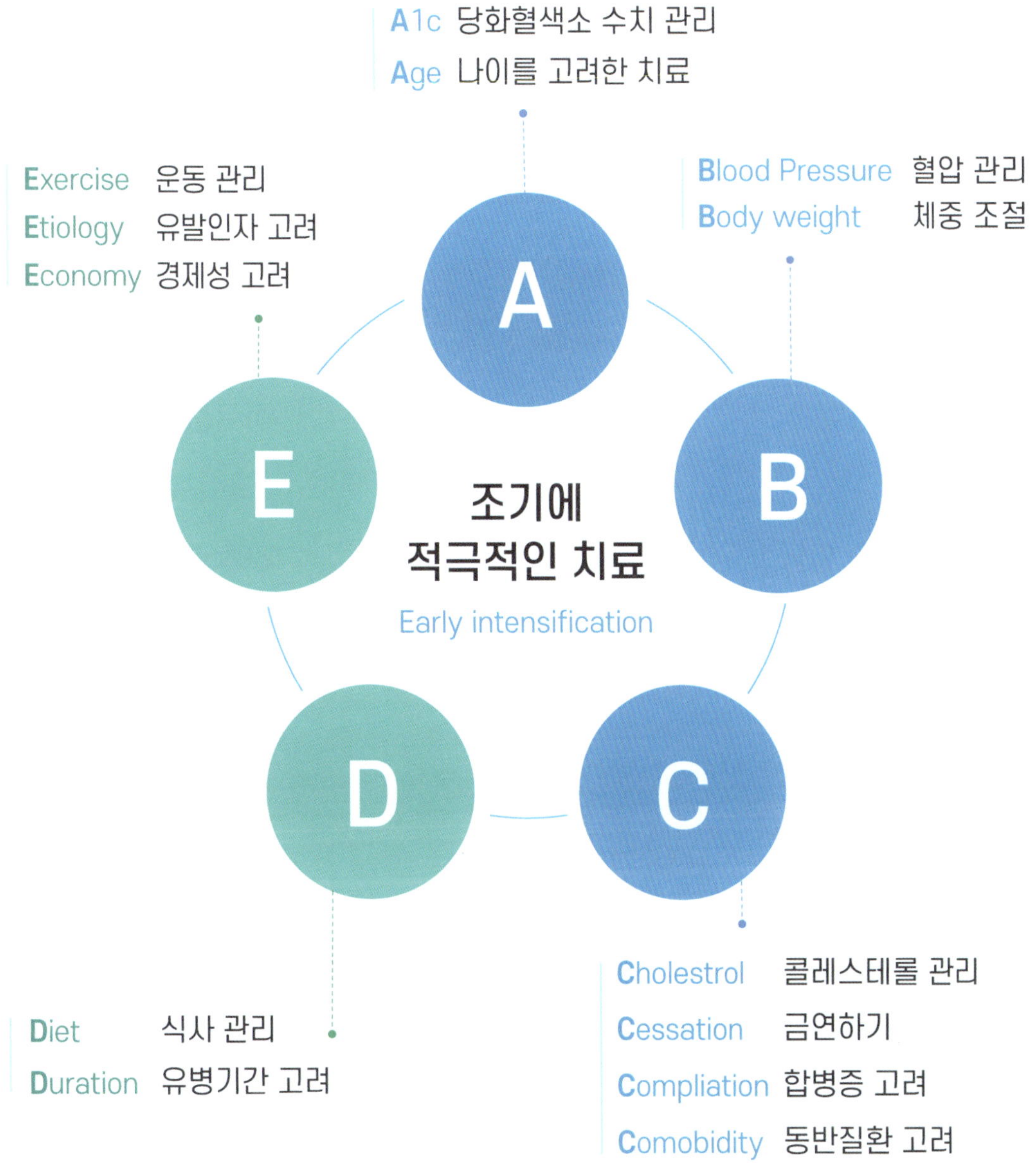
A1c 당화혈색소 수치 관리
Age 나이를 고려한 치료
Blood Pressure 혈압 관리
Body weight 체중 조절
Exercise 운동 관리
Etiology 유발인자 고려
Economy 경제성 고려
A
B
C
D
E
조기에
적극적인 치료
Early intensification
Diet 식사 관리
Duration 유병기간 고려
Cholestrol 콜레스테롤 관리
Cessation 금연하기
Compliation 합병증 고려
Comobidity 동반질환 고려

혈당 조절 목표 한눈에 보기

당뇨병 관리는 정확한 목표 설정에서 시작됩니다.
혈당과 당화혈색소 수치를 꾸준히 관리하세요.

〈 혈당 조절 목표 〉

구분	정상 수치	조절 목표
공복 혈당	100mg/dL 미만	80~130mg/dL
식후 2시간 혈당	140mg/dL 미만	180mg/dL 미만
당화혈색소(%)	5.7% 미만	6.5% 미만

〈 당화혈색소와 추정 혈당 〉

당화혈색소 (%)	5	6	7	8	9	10
3개월 평균 혈당 (mg/dL)	95	126	154	183	212	240

당뇨병 조절 목표 세우기

현재 상태			나의 목표		
월 일			월 일		
공복혈당		mg/dL	공복혈당		mg/dL
식후 2시간 혈당		mg/dL	식후 2시간 혈당		mg/dL
취침 전 혈당		mg/dL	취침 전 혈당		mg/dL
당화혈색소		%	당화혈색소		%
혈압	/	mmHg	혈압	/	mmHg
총 콜레스테롤		mg/dL	총 콜레스테롤		mg/dL
중성지방		mg/dL	중성지방		mg/dL
HDL-콜레스테롤		mg/dL	HDL-콜레스테롤		mg/dL
LDL-콜레스테롤		mg/dL	LDL-콜레스테롤		mg/dL

조절 목표

항목	목표	항목	목표
공복혈당	80~130mg/dL	총 콜레스테롤	200mg/dL 이하
식후 2시간 혈당	90~180mg/dL	중성지방	200mg/dL 이하
취침 전 혈당	100~140mg/dL	HDL-콜레스테롤	남성 40mg/dL 이상
당화혈색소	6.5% 이하		여성 50mg/dL 이상
혈압	130/80mmHg 이하	LDL-콜레스테롤	100mg/dL 이하

식후 혈당이란?

음식을 먹고 2시간 후 혈당으로, 공복 혈당이 잘 조절되어도
식후 혈당이 높은 경우엔 합병증 위험이 높아집니다!

식후 혈당
상승 요인

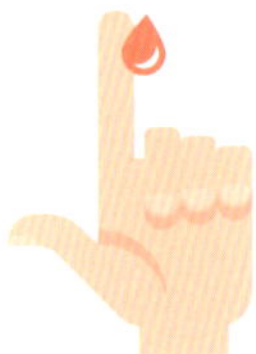

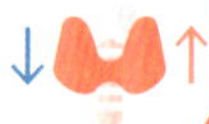

내적 요인
인슐린 분비 능력이 떨어졌거나,
인슐린 저항성이 심한 경우

외적 요인
단순 당(사탕)이나 과일, 고구마 등
탄수화물 함량이 높은 음식 섭취 시

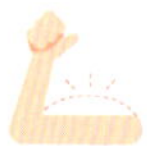

적은 근육량
근육량이 적어 체내에 들어온
혈당을 많이 사용하지 못한 경우

어떻게 **식후 혈당을 관리**해야 할까요?

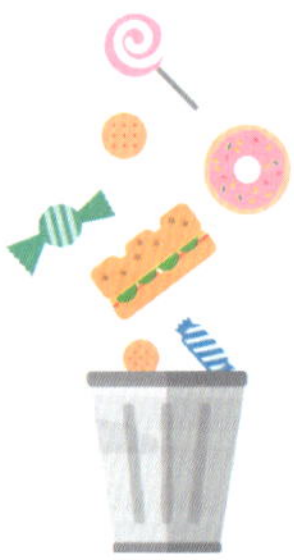

식습관 개선

단 음식을 피하고 탄수화물
섭취량을 조절하세요.

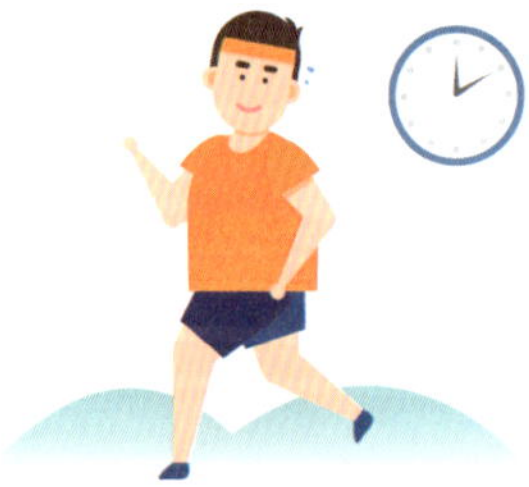

식후 운동

혈당이 최대로 상승하는 식후
30~60분 사이에 운동을 하세요.

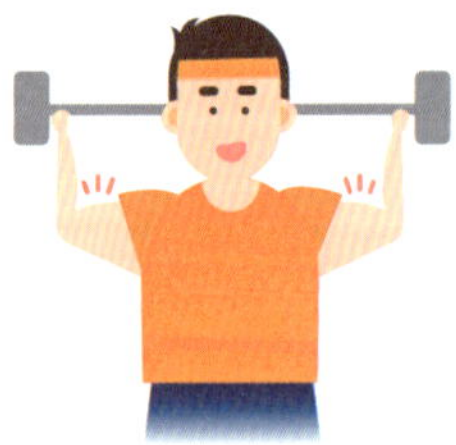

근육량 유지

장기적으로 체중 조절 및 운동을
시행하여 근육량을 유지하세요.

이은영(서울성모병원 내분비내과), 조재형(서울성모병원 내분비내과)

5-2

고혈압,
내가 알아야 할 기본 정보

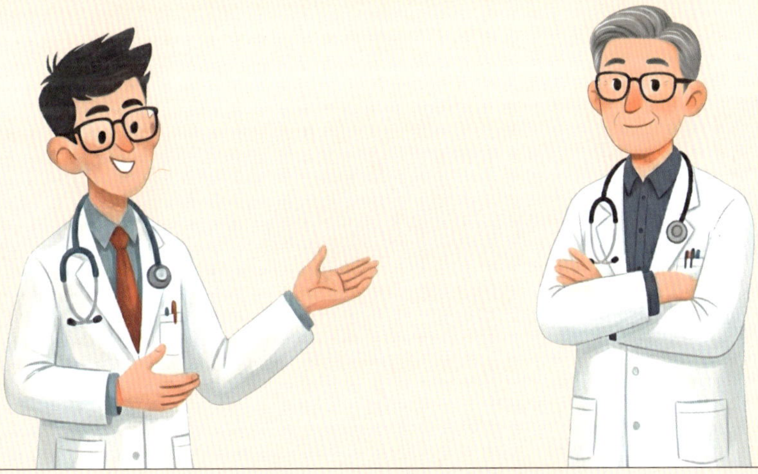

고혈압의 원인

1차성(본태성) 고혈압의 원인 (90%)

나이

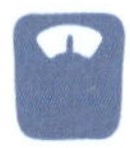
체중

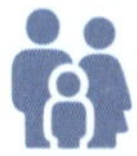
가족력

짠 음식

과도한 음주

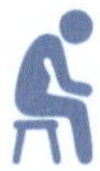
운동 부족

수면 부족

스트레스,
환경 요인

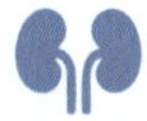
신장 기능
저하

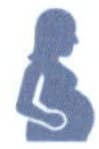
임신 중
고혈압 병력

2차성 고혈압의 주요 원인 (10%)

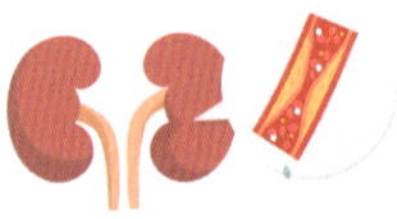
콩팥(신장) 문제

만성 콩팥병,
콩팥혈관 좁아짐

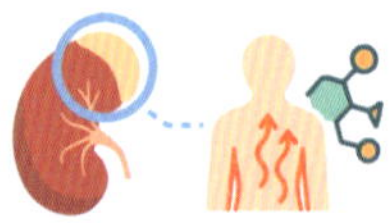
부신(호르몬) 이상

원발성 알도스테론증,
쿠싱증후군

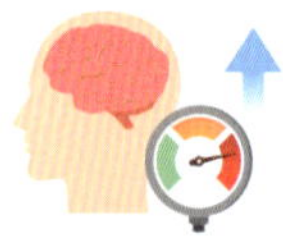
신경계 이상

뇌압 상승, 척수 손상

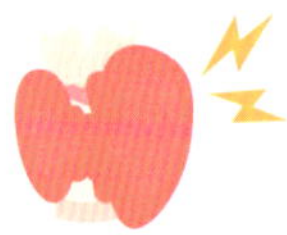
다른 내분비 질환

갑상선 기능 항진·저하증,
과도한 칼슘 수치(고칼슘혈증),
말단비대증

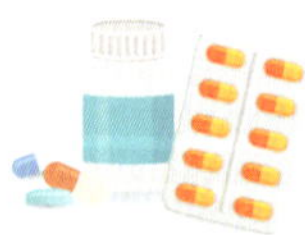
혈압을 올리는 약물

진통소염제, 면역억제제,
호르몬제(스테로이드,
경구피임약), 코막힘약, 정신과약

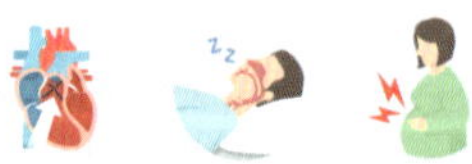
기타 질환

대동맥 판막 협착증,
수면무호흡증, 임신중독증
(임신 중 고혈압·단백뇨 동반)

고혈압의 증상

고혈압성 심혈관 질환	이차성 고혈압 기저질환

어지러움
(일시적 뇌허혈)

시야 흐림

협심증
호흡곤란(심부전)

대동맥박리
대동맥류
흉통

혈뇨

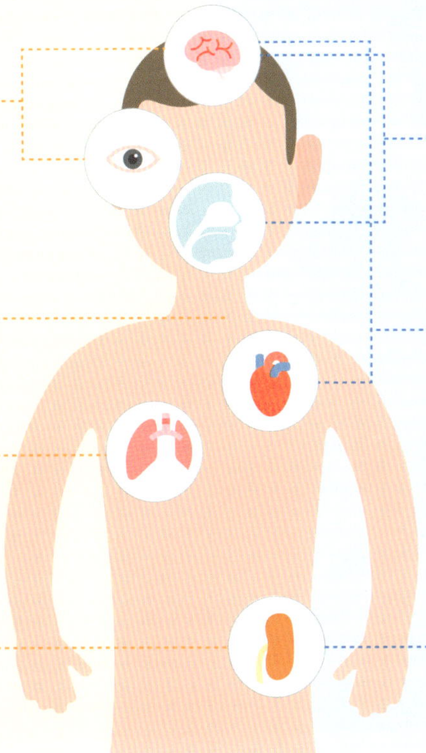

수면 무호흡증
두통, 졸림, 우울증,
집중력 저하,
야간 호흡곤란 등

갈색세포종
발작성 두통, 두근거림,
발한, 기립성 어지러움

쿠싱증후군
체중 증가, 정서불안

일차성 알도스테론증
다뇨, 근무력감

혈압 상승으로 인한 증상

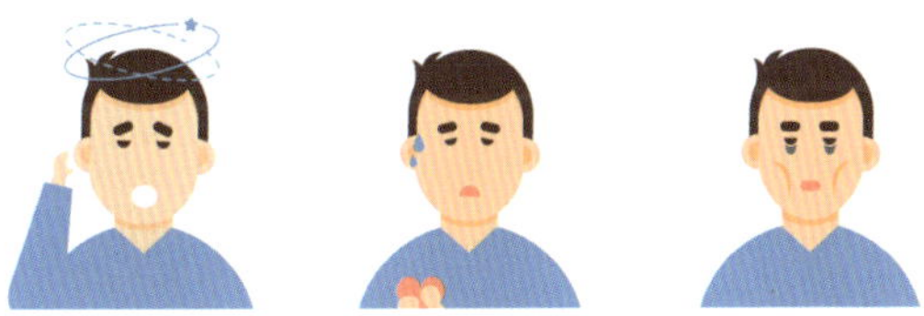

어지러움 두근거림 피로

- 대부분 혈압 상승과 관련된 특이한 증상은 없습니다.
- 두통은 중증 고혈압 외에는 관련이 없습니다.

고혈압 환자의 진단과 평가(1)

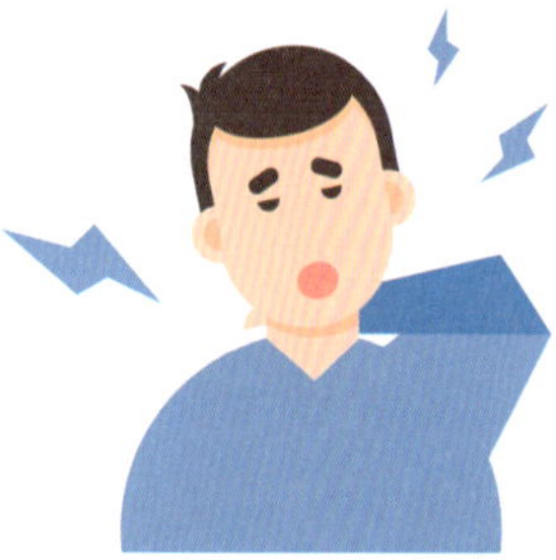

일차성·이차성 고혈압 감별

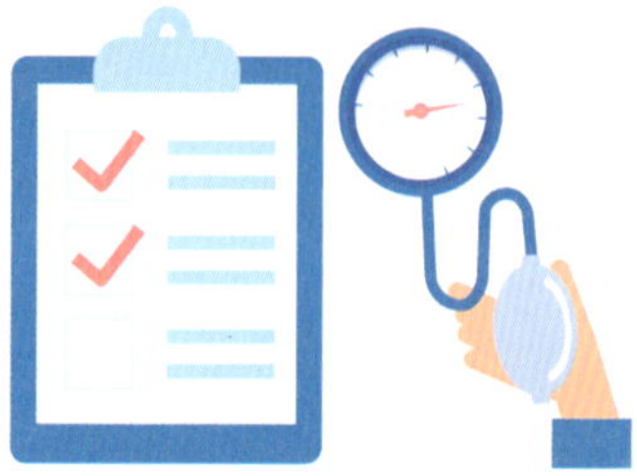

고혈압 중증도 평가

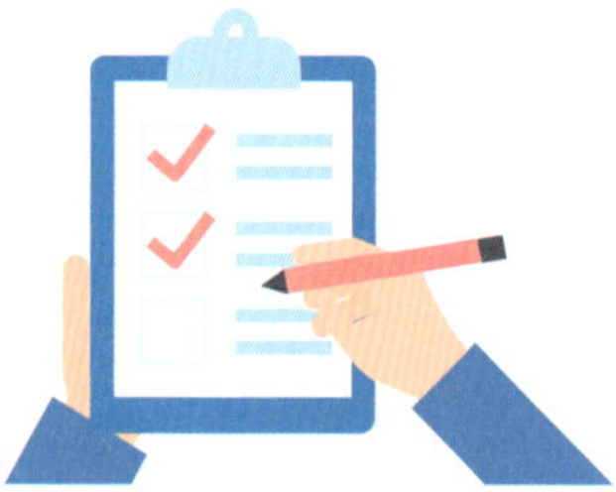

생활습관 속 심혈관질환 위험인자 파악

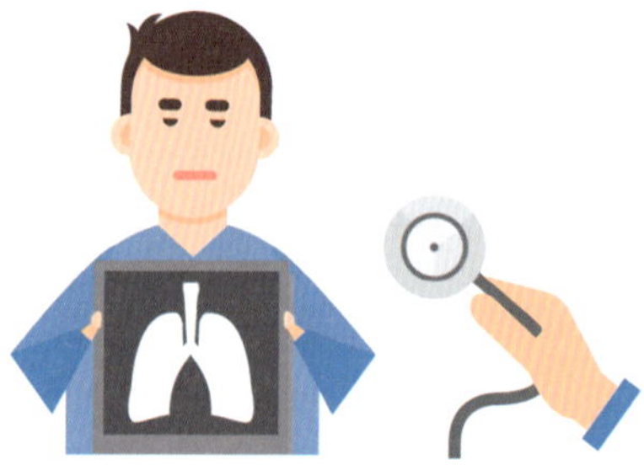

동반질환 및 무증상장기손상 유무 확인

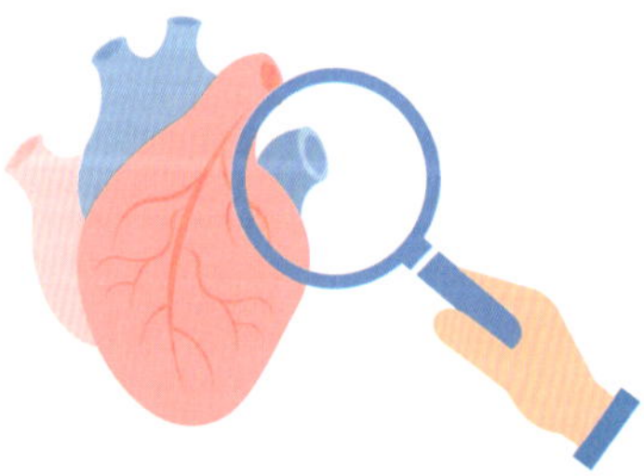

심혈관질환 유무 확인

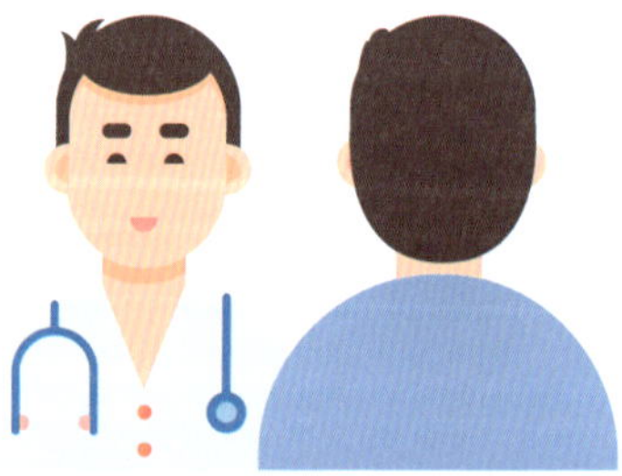

심혈관 위험도 판정

조경임(고신대복음병원 심장내과)

고혈압 환자의 진단과 평가(2)

1	과거 및 현재 병력이나 가족력이 있나요?	☐ 그렇다	☐ 아니다
2	이차성 고혈압이 의심될만한 질환이 있나요?	☐ 그렇다	☐ 아니다
3	무증상 장기 손상을 줄 수 있는 질환이 있나요?	☐ 그렇다	☐ 아니다
4	심혈관 질환 위험인자 또는 동반질환 병력이 있나요?	☐ 그렇다	☐ 아니다
5	평소 규칙적인 식사를 하나요?	☐ 그렇다	☐ 아니다
6	흡연 또는 음주를 하나요?	☐ 그렇다	☐ 아니다
7	신체활동과 운동, 수면, 성격과 심리상태는 어떤가요?		
8	과거 고혈압 병력이 있나요? 유병기간은 얼마였나요?	☐ 그렇다	☐ 아니다
9	과거 고혈압 치료를 받았나요? 결과는 어떠했나요?	☐ 그렇다	☐ 아니다
10	과거 고혈압 치료시 부작용은 없었나요?	☐ 그렇다	☐ 아니다
11	소염진통제, 경구피임약, 한약 등 약물복용 중인가요?	☐ 그렇다	☐ 아니다
12	경제적으로 어려운 점이 있나요?	☐ 그렇다	☐ 아니다

고혈압 치료의 생활요법

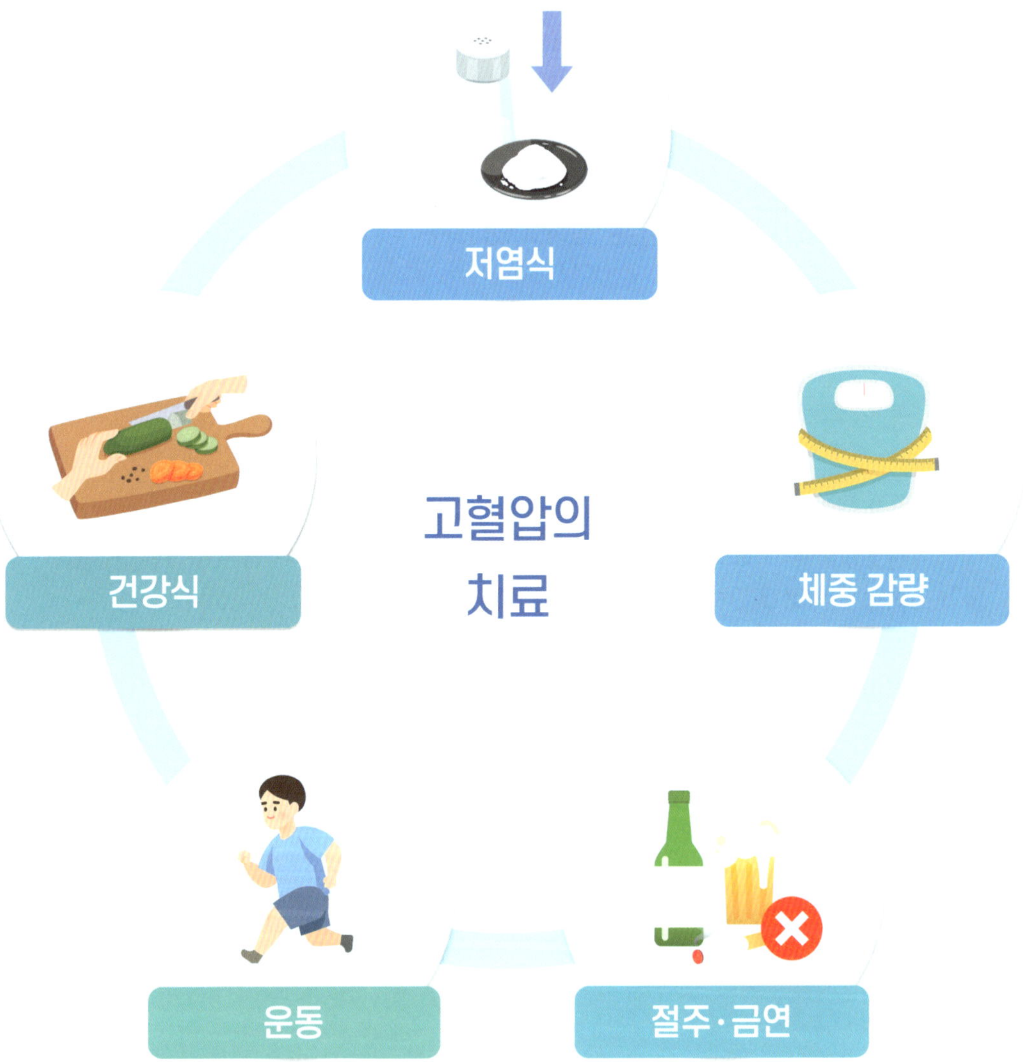
저염식
건강식
고혈압의
치료
체중 감량
운동
절주·금연

고혈압이 있다면 어떤 검사를 해야 할까요?

기본 검사 (매년)

- [ ] 칼륨
- [ ] 크레아티닌
- [ ] 공복혈당
- [ ] 콜레스테롤
- [ ] 단백뇨, 혈뇨, 당뇨
- [ ] 12유도 심전도

권장 검사

- [ ] 당화혈색소
- [ ] 안저검사
- [ ] 심초음파, 경동맥초음파

백의고혈압

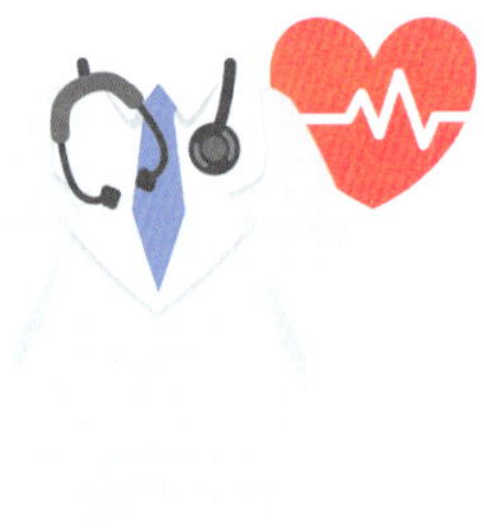

백의고혈압이란?

진료실 혈압	140/90mmHg 이상 ↑
가정혈압 또는 주간활동혈압	135/85mmHg 미만 ↓

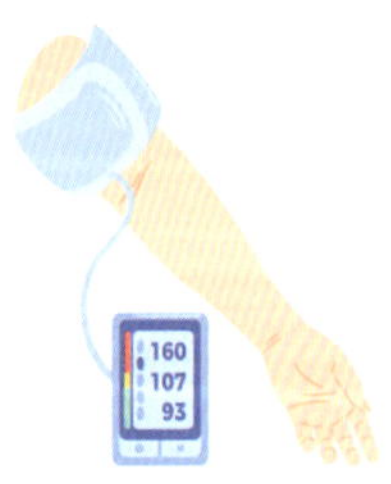

활동 혈압 모니터 환자 중
14.9%가 백의 고혈압

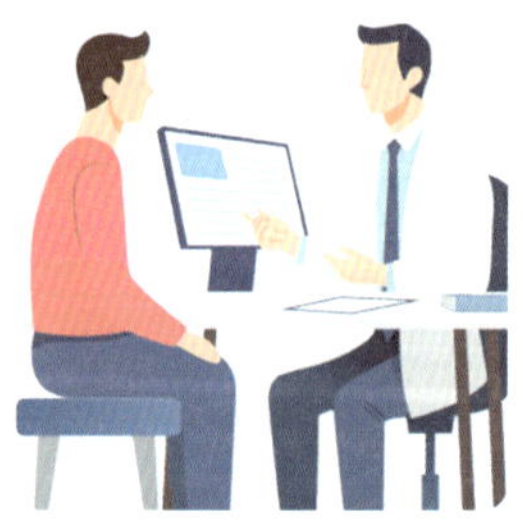

진료실에서
고혈압 진단을 받은 환자 중
17.4%가 백의고혈압

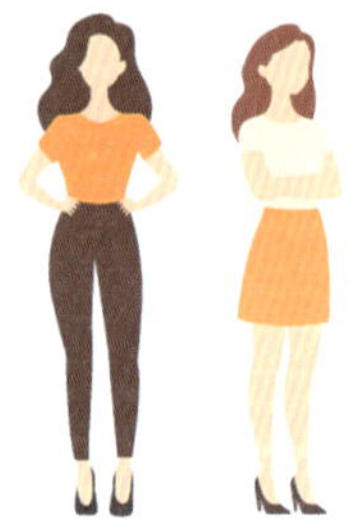

백의고혈압은 여성 및
비만도가 낮은 환자에게서
흔히 나타남

조재형(서울성모병원 내분비내과)

가면고혈압

가면고혈압이란?

진료실 혈압	140/90mmHg 미만 ↓
가정혈압 또는 주간활동혈압	135/85mmHg 이상 ↑

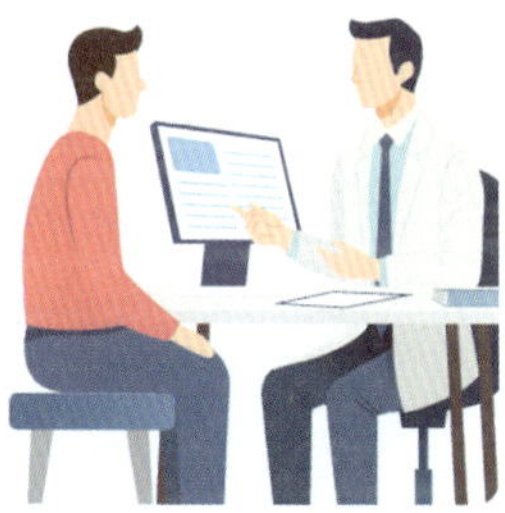

진료실 혈압이 조절되는 환자의
35.1%가 가면 효과에 의해 오인된
조절되지 않은 고혈압

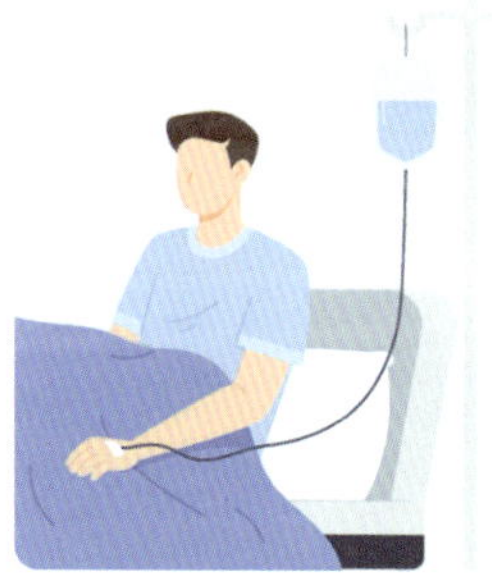

가면 고혈압은
지속성 고혈압과 예후가 유사하거나
오히려 더 나쁨

백의고혈압과 가면고혈압이 왜 위험한가요?

백의고혈압

백의고혈압은 정확한 **고혈압 진단을 방해하여 불필요한 약물치료를 초래**할 수 있습니다.

가면고혈압

- 가면고혈압이 발견되지 않으면 **고혈압이 방치되어 심장병, 뇌졸중 등 심혈관 질환 위험이 증가**할 수 있습니다.
- 가면 고혈압은 지속성 고혈압과 유사한 예후를 보이며, 경우에 따라 더 나쁜 결과를 초래할 수 있습니다.

24시간 내내 높은 혈압
➡ 사망률 1.6배 증가

가면고혈압
➡ 사망률 2.8배 증가

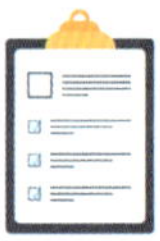

진료실 혈압이 높을 때
➡ 사망률 1.02배 증가

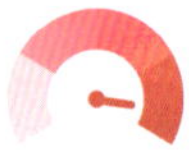

지속성 고혈압
➡ 사망률 1.8배 증가

따라서 가정혈압 측정이 중요합니다.

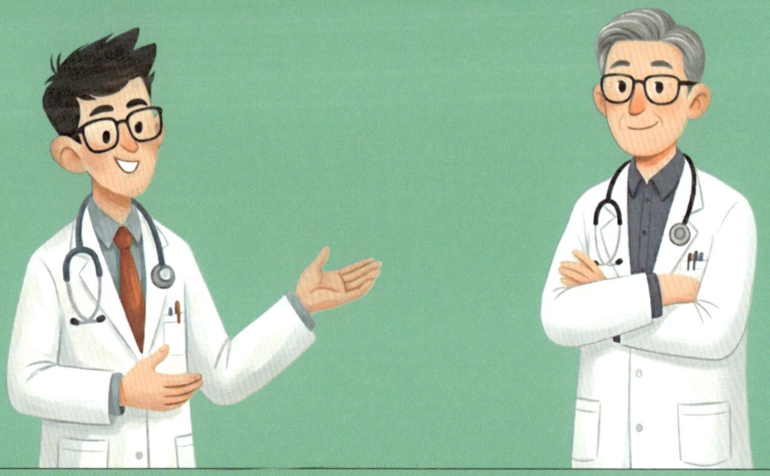

PART 6

자가관리 -
내 건강을 스스로 챙기는 법

정확한 자가측정은 치료 조정의 출발점입니다.

이 장에서는 자가혈당측정과 연속혈당측정(CGM)의
올바른 사용법과 해석법, 센서 착용과 결과지 읽기,
가정혈압 측정의 표준 절차를 실제 사례와 함께 익힙니다.

또한 연속혈당측정기의 목표범위시간(TIR)과
혈당 변동성 관리, 집·진료실 혈압 차이 대응 등
데이터를 활용한 치료 전략을 단계적으로 익혀보시기 바랍니다.

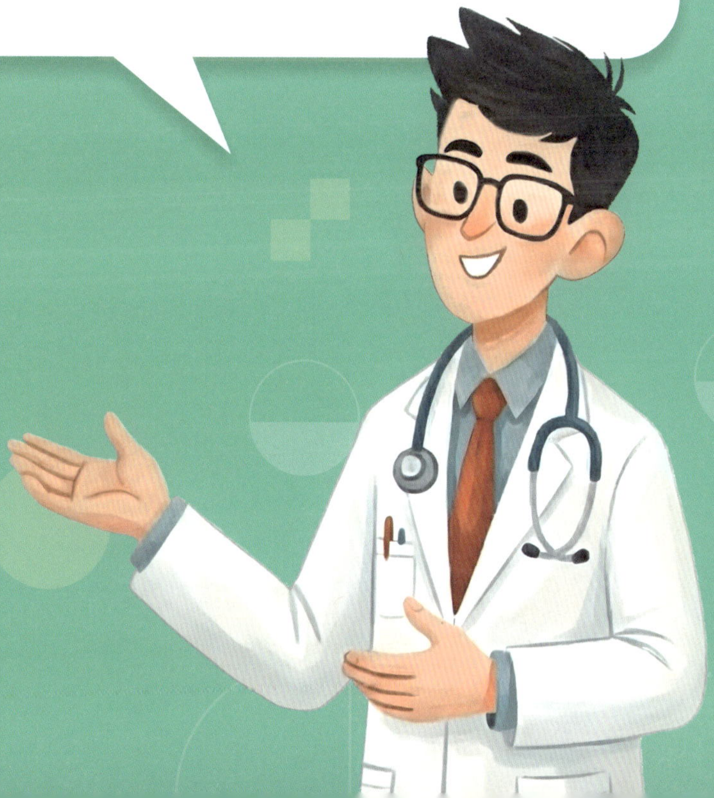

6-1

혈당 체크,
내 몸의 혈당 GPS

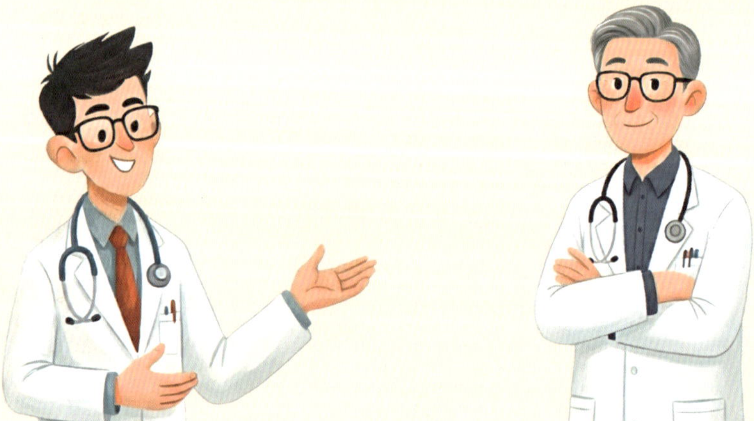

자가혈당측정, 기본부터 제대로

자가혈당측정이란 무엇인가요?

스스로 손끝 혈액을 이용해 혈당 수치를 확인하는 방법입니다.

준비물

혈당측정기, 검사지, 채혈침, 채혈기 ※ 손을 깨끗이 씻은 후 측정하세요.

언제 측정하나요?

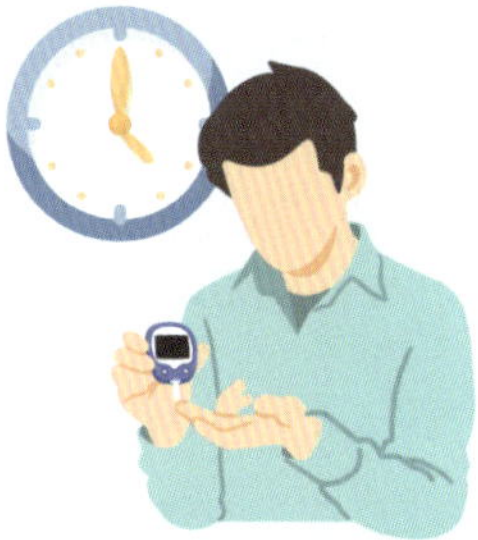

- 식전 · 식후 혈당 확인 시
- 저혈당 · 고혈당 증상이 있을 때
- 인슐린 · 약물 용량 조절 시
- 혈당 변화를 기록하고 싶을 때

*** 하루 1~2회 이상, 의료진 지시에 따라 측정하세요.**

왜 중요할까요?

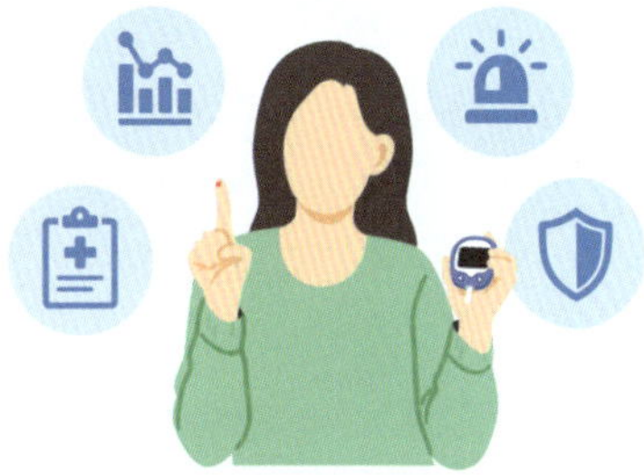

- 혈당 패턴 파악
- 고혈당·저혈당 조기 발견
- 합병증 예방
- 맞춤 치료 계획 수립

정확한 기록이 건강한 당뇨 관리의 시작입니다.
작은 실천이 큰 변화를 만듭니다.

자가혈당측정 방법

자가혈당측정 방법

1

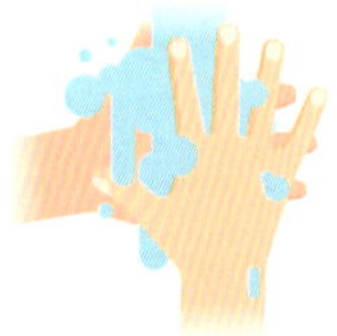

검사 전 따뜻한 물로 손씻기

2

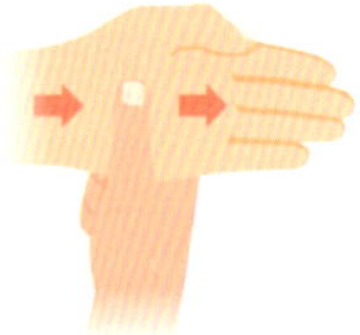

채혈이 잘 되도록 손 마사지하기

3

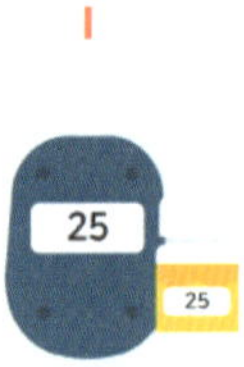

시험지와 혈당기 코드번호 확인

4

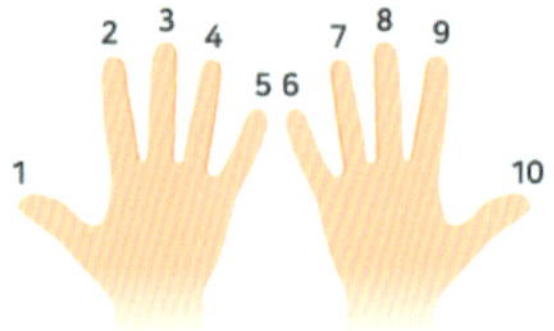

매번 채혈부위 변경하여 채혈

5

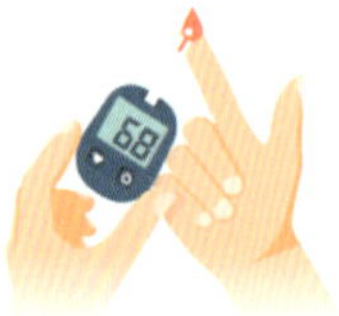

소독 후 채혈한 혈액을 시험지에 점적

6

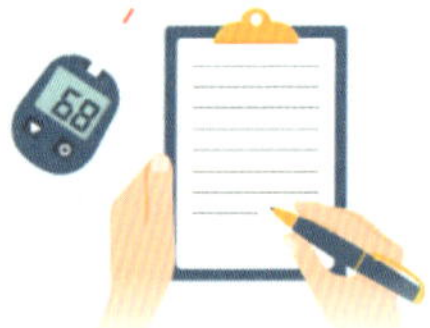

측정수치 확인 및 기록

혈당측정 시 주의할 점

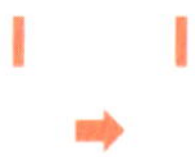

채혈침은
매번 교체하기

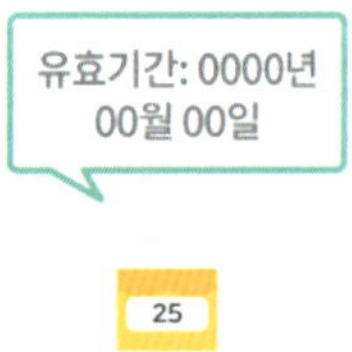

시험지
유효기간 확인

채혈 시
피를 짜내지 않기

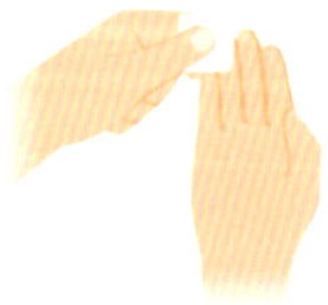

소독 시
알코올이 충분히
마른 상태에서 채혈

자가혈당측정의 실예

혈당의 효과적인 관리를 위해서는 실생활에서 자가혈당측정을 통해 다양한 경우에서 본인의 혈당 상태와 변화 정도를 파악하는 것이 중요합니다.

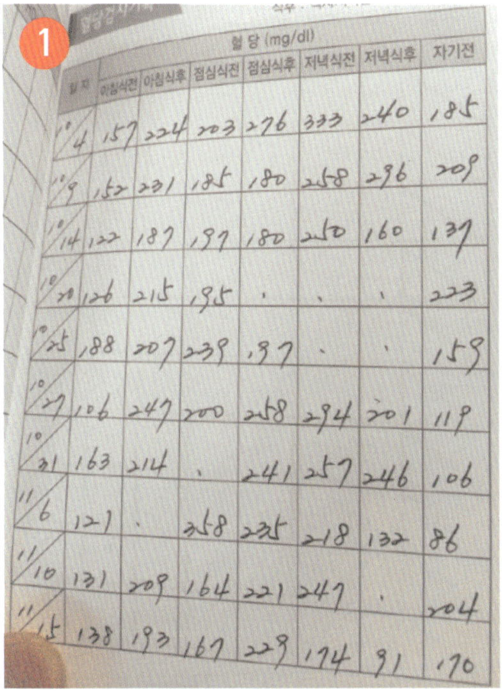

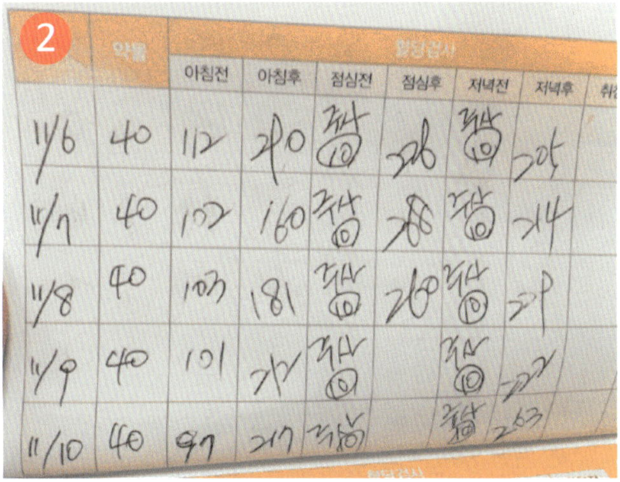

1. 혈당을 매일 골고루 잘 측정하고 있는 예.
2. , 3. 혈당과 함께 인슐린 용량도 잘 기록한 예.
4. 식후혈당만 측정한 예. 공복혈당 측정도 필요함.

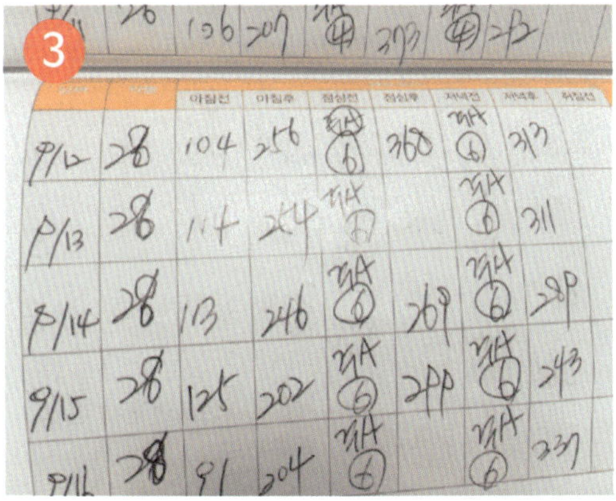

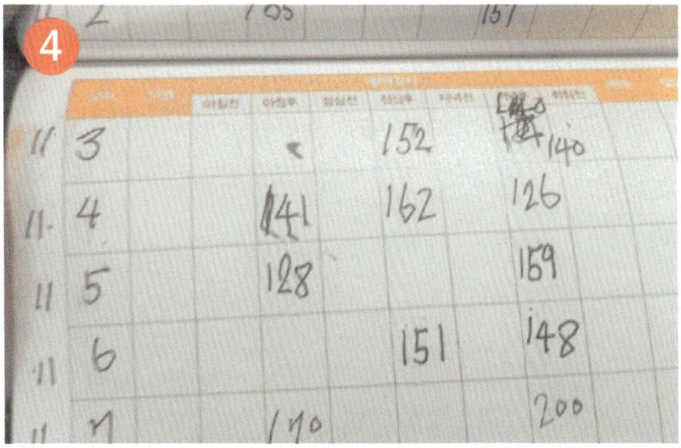

6-2

연속혈당측정으로 나의 생활 투영하기

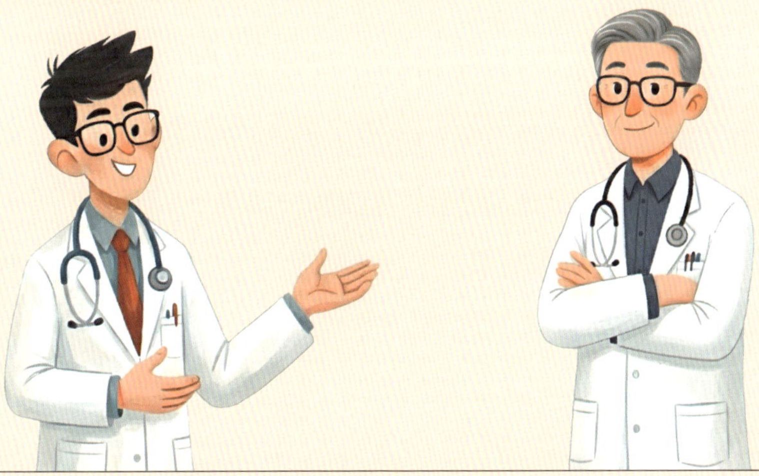

연속혈당측정기가 필요한 경우

연속혈당측정이란 무엇인가요?

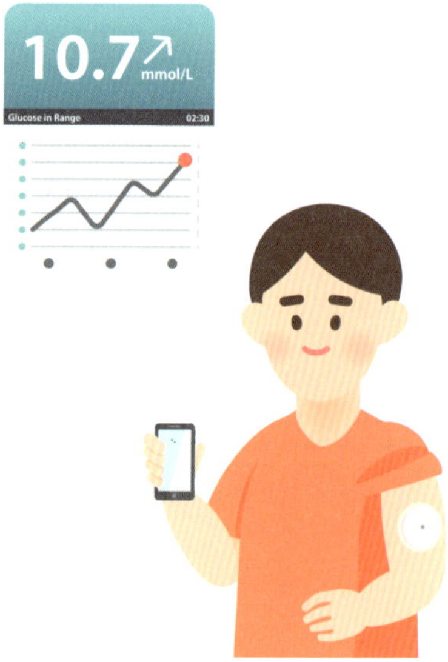

센서 등을 체내에 삽입하거나 피부에 부착하여
채혈 없이 혈당을 지속적으로 측정하는 방법입니다.

어떻게 실시간으로 혈당을 추적하나요?

송신기를 통해 혈당 수치를 무선으로 스마트폰 앱에
전송하여 실시간으로 확인할 수 있으며, 하루 동안의
혈당 수치 변화를 추적할 수 있습니다.

아래 내용에 해당된다면 연속혈당측정기를 고려해보세요

- ☐ 제1형 또는 2형 당뇨병 환자 중, 저혈당을 반복적으로 경험하거나 저혈당 무감지증이 있는 경우
- ☐ 제 1형 또는 2형 당뇨병 환자 중, 당뇨 약제나 치료법을 변경한 경우
- ☐ 제 1형 또는 2형 당뇨병 환자 중, 혈당 변동이 심하고 목표 혈당에 도달하지 못한 경우
- ☐ 제 1형 또는 2형 당뇨병 임산부인 경우
- ☐ 임신성 당뇨병으로 인슐린 치료가 필요한 경우

조재형(서울성모병원 내분비내과)

연속혈당측정기 사용 전 주의사항

연속혈당측정기 사용 전, 반드시 확인하세요!

1

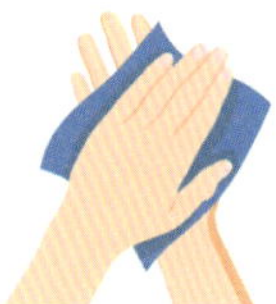

기기를 취급하기 전에
반드시 손을 씻고
완전히 건조시킨 후 사용하세요.

2

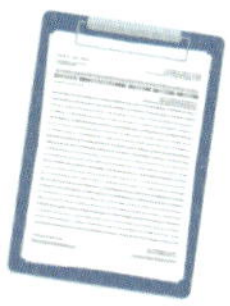

제품 설명서를 통해
기기 조작 방법과 알람 메시지를
충분히 숙지하세요.

3

제품 및 구성품의 손상 여부를
확인하고, 손상된 제품은 사용하지
않으며 구입처에 문의하세요.

4

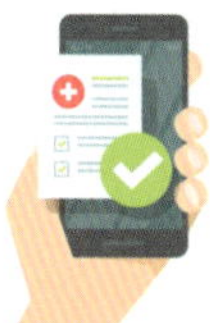

연속혈당측정 검사에 사용할 앱(APP)의
명칭, 버전, 운영 환경을 확인한 후
모바일 기기(휴대폰)에 설치하세요.

5

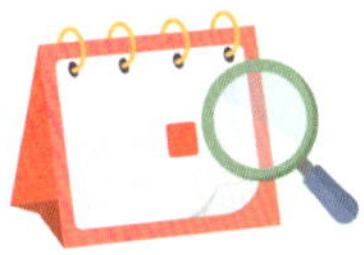

사용 기한이 지난 센서는
사용하지 마세요.

연속혈당측정기의
알람 메시지를
확인하세요!

- 센서 교체 알람
- 배터리 방전 알람
- 포도당 수치 변화 알람

연속혈당측정기 센서 삽입 부위 선정

센서 삽입 부위 선정은 이렇게 하세요

- 센서는 인슐린 주입 부위에서 **최소 5cm 이상 떨어진 곳**에 삽입하세요.
- 동일 부위에 반복적으로 센서를 삽입하지 마세요.
- 옷이 쓸리거나 조이는 부분(예. 벨트 라인 등)은 피하세요.
- 신체가 자연스럽게 많이 접혀 센서가 빠질 수 있는 부위는 피하세요.
- 흉터, 굳은살, 임신선 부위는 피하세요.
- 많은 흔들림이나 마찰이 있는 부위는 피하세요.

센서 삽입 시 아래 사항을 주의하세요

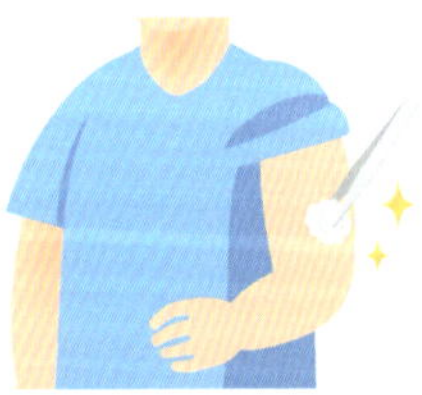

센서를 삽입하기 전에
알코올 솜으로 피부를 깨끗이 닦고,
완전히 건조시킨 후 센서 삽입

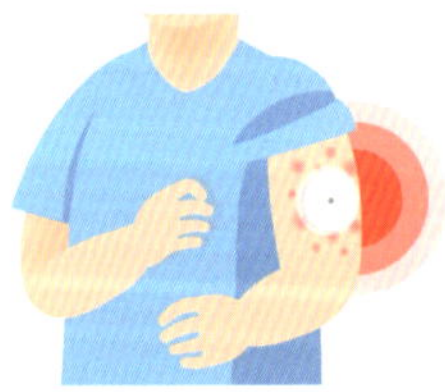

센서를 삽입한 부위에
발진, 부어오름, 통증 등이 발생하면
즉시 센서 제거 후, 의사 상담

조재형(서울성모병원 내분비내과)

연속혈당측정기 착용 중 주의사항

연속혈당측정기 착용 중 아래 사항을 주의하세요

검사 동안 모니터와 센서가 분리되지 않도록 합니다.

부착한 기기가 물에 젖지 않도록 하며, 충격을 주지 않도록 합니다.

무리한 운동이나 과도한 움직임은 자제합니다.

센서가 빠질 우려가 있으니 몸에 부착된 기기 및 선은 잡아당기지 않도록 합니다.

옷을 입거나 화장실을 이용할 때 기기를 착용하고 있음을 인지하여 주의하도록 합니다.

검사 기간 동안 편안한 복장을 착용하도록 합니다.

모니터는 허리에 벨트나 기기에 부착된 클립을 이용해 차거나, 주머니에 보관합니다.

자는 동안에도 기기가 빠지지 않도록 클립을 이용해 잠옷이나 침대에 고정시킵니다.

센서로 보는 실시간 혈당

연속혈당이란?

연속혈당은 한 번만 혈당을 재는 것이 아니라, 피부 아래 삽입된 센서를 통해 1~5분 간격으로 혈당 변화를 계속 확인할 수 있는 방법입니다.

연속혈당 측정 원리

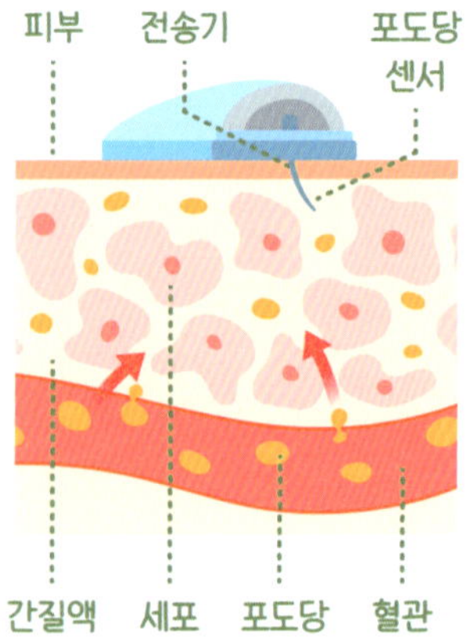

- 센서를 피부 아래(피하조직)에 삽입하여 혈당을 측정합니다.
- 혈액이 아닌 세포 간질액(interstitial fluid)의 포도당 농도를 측정합니다.
- 측정된 값은 전기적 신호로 바뀌어, 리더기나 스마트폰으로 전송되어 혈당 변화를 실시간으로 볼 수 있습니다.
- 간질액에서 측정하기 때문에, 실제 혈액 속 혈당보다 약 5~15분 정도 지연이 발생할 수 있습니다.

연속혈당 측정기 종류

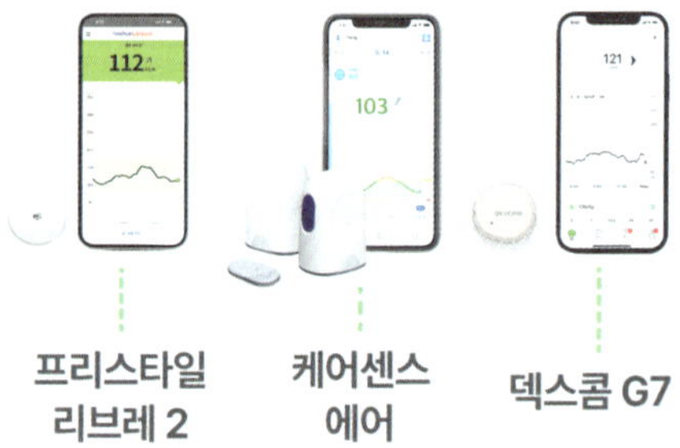

연속혈당기를 착용하고 사용하는 모습

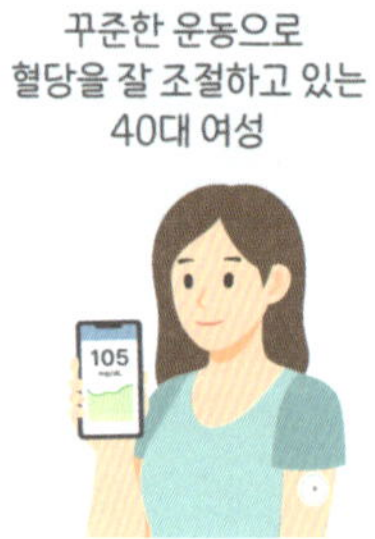
꾸준한 운동으로 혈당을 잘 조절하고 있는 40대 여성
105

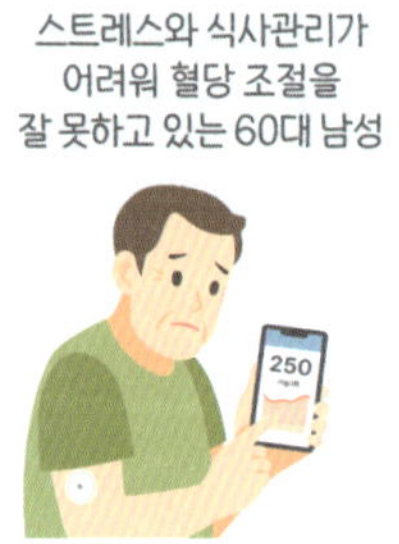
스트레스와 식사관리가 어려워 혈당 조절을 잘 못하고 있는 60대 남성
250

조재형(서울성모병원 내분비내과)

연속혈당측정, 당뇨병 관리에 어떤 도움을 줄까?

1. 생활습관 관리

- 혈당에 영향을 주는 생활습관을 파악하고 개선
- 장기적 패턴 확인을 통해 자기 관리 능력 향상

2. 혈당 모니터링과 대응

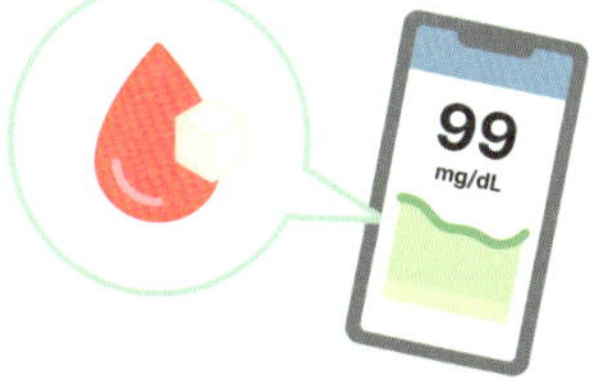

- 실시간 혈당 확인으로 저혈당·고혈당 조기 발견
- 약제 조절, 수술·감염·항암치료 등 특별 상황에서 혈당 변화 관찰

3. 자기 관리 및 교육 강화

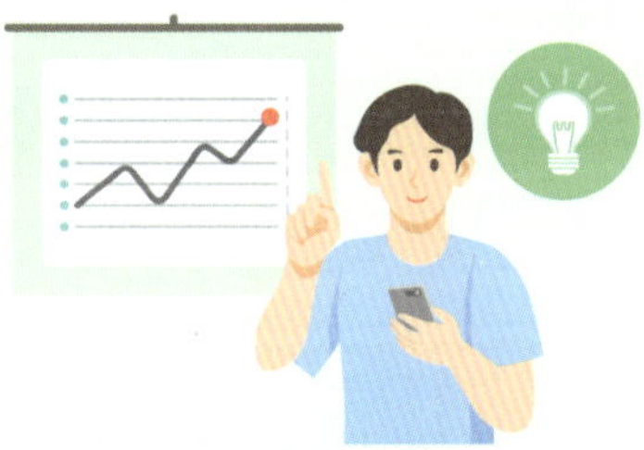

- 생활습관 관리와 혈당·당화혈색소 비교로 관리 순응도 확인
- 환자가 스스로 혈당 패턴을 이해하고 적극적으로 관리

4. 기대 효과

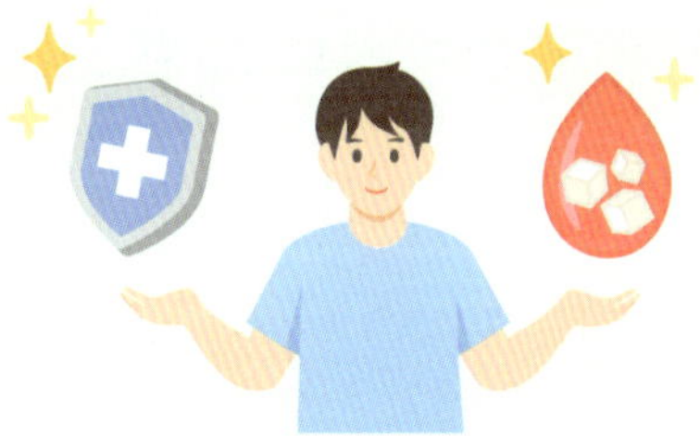

- 혈당 목표 달성 및 유지
- 급·만성 합병증 예방
- 삶의 질 향상 및 기대수명 증가
- 사회적 비용 감소

연속혈당으로 보는 숨은 혈당 변화와 관리

자가혈당 측정만으로는 알기 어려운 점

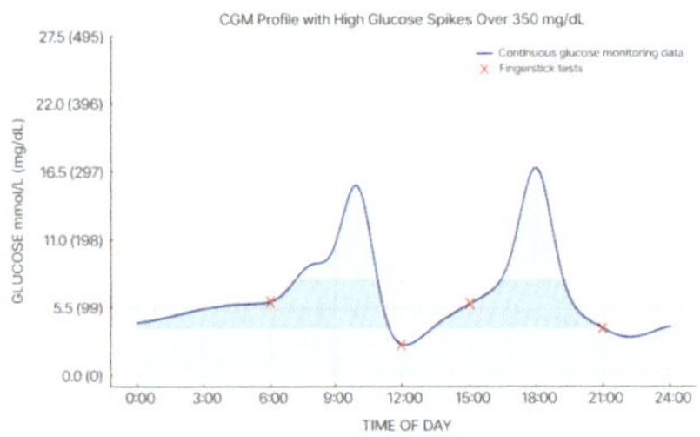

- **실제 혈당 조절 상태를 정확히 파악하기 어려움**
  - 혈당이 높거나 낮은 시점을 모두 확인하기 어려움
  - 혈당 변동 폭(혈당 변이도)을 확인할 수 없음
  - 특히, 현실적으로 혈당이 높은 시점보다는 '괜찮은' 시점에 측정하는 경향이 있음

반면, 연속혈당 측정을 활용한다면

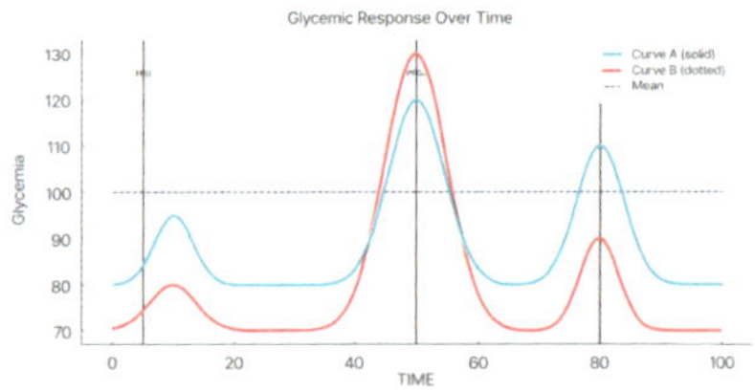

- **실제 혈당 조절 상태를 정확히 파악할 수 있음**
  - A와 B는 평균 혈당이 같지만, B는 A보다 혈당 변동 폭이 큼
  - 변동 폭이 큰 B는 합병증 위험 등 다양한 문제가 발생할 수 있음

혈당 변동 폭이 클 때 나타나는 문제점

- 산화 스트레스 증가
- 혈관 내피세포의 손상증가
- 만성 염증 유발
- 심혈관 질환 위험 증가
- 미세혈관 합병증 증가
- 신경병증 및 인지기능 저하
- 자율신경계 손상
- 저혈당 위험 증가
- 치매 위험 증가
- 근육 기능 저하
- 삶의 질 저하

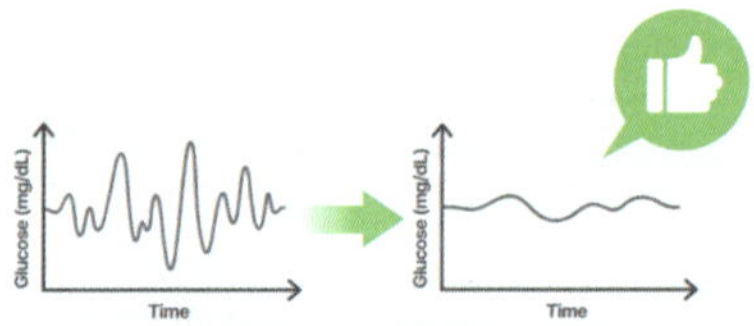

혈당을 낮추는 것뿐만 아니라,
혈당 변동 폭을 최소화하도록 노력해야 함

당화혈색소를 낮추는 것만큼, 혈당을 안정적으로 유지하는 것도 중요함

일상 속 연속혈당 활용법

짜장면을 먹고

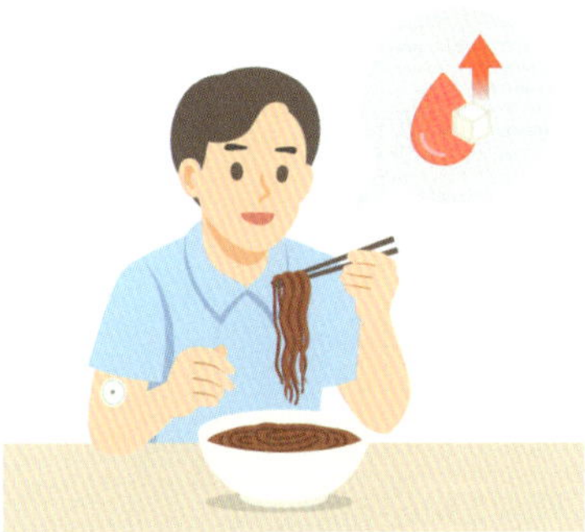

혈당이 급격히 상승함을 확인

피자를 먹고

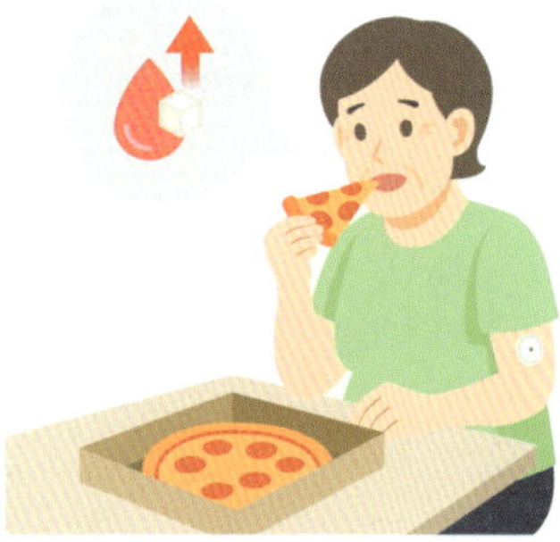

혈당이 상승함을 확인

운동을 하면서

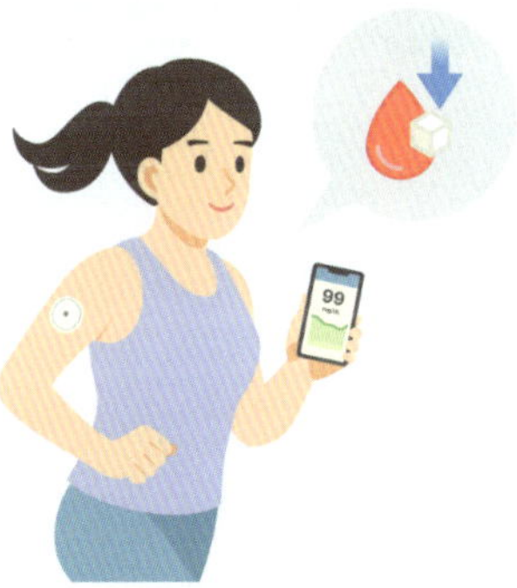

혈당이 점점 내려가는 것을 확인

새벽 시간

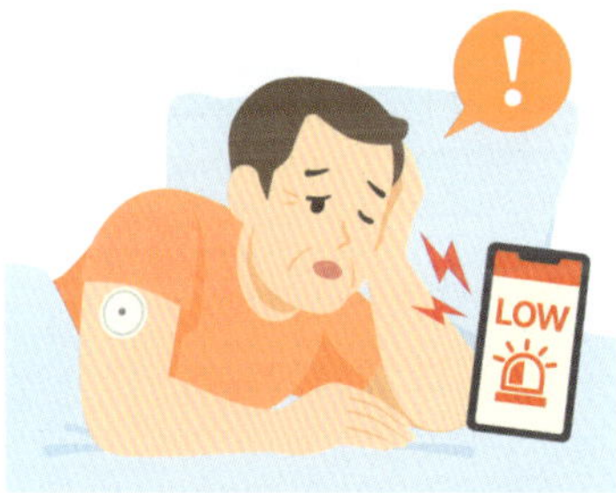

저혈당 발생 시 연속혈당이 알람을 울려,
환자가 잠에서 깨서 대응 가능

연속혈당측정이 필요한 경우(1)

1형, 2형 당뇨병에서 지속적으로 사용이 필요한 경우

인슐린 치료하는 환자

- 기저·식전 인슐린
- 혼합형 인슐린
- 기저 인슐린

고위험군의 당뇨병 환자

- 시력 상실
- 정신 건강 문제
- 인지 장애
- 심대사질환 고위험군
- Cystic fibrosis 관련 질환
- 저혈당 고위험 유전질환
- 만성신부전 및 사구체 여과율감소

조재형(서울성모병원 내분비내과)

연속혈당측정이 필요한 경우(2)

2형 당뇨병 또는 특정의 경우 간헐적으로 사용하는 경우

2형 당뇨병 환자의 관리

- 2형 당뇨병 진단
- 치료 강화 (증량, 추가)
- 치료 약화 (감량, 중단)
- 치료 순응도가 높음에도 목표 혈당에 이르지 못하는 2형 당뇨병 환자

급성기 관리 (고혈당, 저혈당)

- 병발질환 (예: 감염)
- 혈당 이상으로 몸상태가 악화되는 경우
- 항암치료/수술
- 장기 이식 후 당뇨병
- 급성 심혈관질환
  - -급성 심장 증후군
  - -뇌졸중
- 임신을 하거나 임신 계획

특정한 경우

- 교육/동기부여 (연속혈당 코칭)
- 지속관리를 위한 원격 모니터링
- 당화혈색소를 믿기 어려운 경우
- 업무, 운전을 위한 위험 평가
- 저혈당 고위험군에서 신체활동을 할때

조재형(서울성모병원 내분비내과)

진료실에서 보는 연속혈당 처방 가이드

일자 2023년 월 일 **환자명**

진단명

□ 1형 당뇨병 □ 2형 당뇨병 □ 당뇨병 전단계 □ 임신당뇨병 □ 임신전 당뇨병 □ 2차성 당뇨병

치료 방법

□ 약제 복용 안함 □ 1제 요법 □ 2제 요법 □ 3제 요법 □ 4제 요법 □ 기타

□ 기저 인슐린 (± 경구 혈당강하제) □ 기저 인슐린 + 식전 인슐린 (± 경구 혈당강하제) □ 혼합형 인슐린 (± 경구 혈당강하제)

현재 상태

대분류	소분류	체크	상태
혈당	당화혈색소	□	최근 혈당이 **급격히** 증가했다. (**당화혈색소**가 이전 대비 10% 이상 증가)
		□	최근 1년 이상 당화혈색소가 **계속** 증가했다.
		□	최근 1년이상 당화혈색소가 **목표치**에 이르지 못했다.
		□	자가혈당측정값과 당화혈색소간 **차이**가 심하다.
	공복혈당	□	공복혈당이 **200이상**인 경우가 자주 있다.
		□	아침 공복 혈당이 **높아지고** 있다.
	식후혈당	□	식후혈당이 **300이상**인 경우가 자주 있다.
		□	공복 혈당은 양호하나 **식후 혈당**이 높을 것으로 예상된다.
		□	혈당 **변동**이 심하다. (급격히 오르고 떨어짐)
	저혈당	□	**주간 저혈당**이 발생한다. (점심 식사 전, 운동할 때 등)
		□	**야간 저혈당**이 발생한다.
		□	**중증 저혈당**이 발생한 경험이 있다. (54mg/dL 미만)
지질	중성지방	□	중성 지방이 **500mg/dL** 이상으로 매우 높다.
식사	일반식	□	**식사량** 조절이 어렵다. (과식)
		□	**외식**이나 배달 음식을 많이 먹는다.
		□	**탄수화물** 섭취가 많다. (국수, 라면, 빵, 떡, 옥수수, 고구마 등)
		□	**야식**을 많이 한다.
	간식	□	**과일**에 의한 혈당 증가가 심한 것 같다.
		□	**간식**에 의한 혈당 증가가 심한 것 같다.
	음주	□	**음주**에 영향을 많이 받는 것 같다.
체중/비만/근감소증		□	**비만** 또는 **복부비만**이 심하다. (인슐린 저항성↑)
		□	최근 **체중**이 증가한다.
		□	**근육감소증**이 심하다/근육 기능이 감소되어 있다.
일상생활	운동	□	**운동**을 하지 않거나 어떻게 해야할 지 모르겠다.
	스트레스	□	**스트레스**나 통증으로 인한 혈당 변화가 크다.
	불면증	□	**불면증**이 심하다.
약제	인슐린	□	**인슐린** 용량 조절 등 사용법이 어렵다.
	스테로이드	□	**스테로이드** 등 약제 사용에 의해 혈당이 증가하였다.

연속 혈당 측정의 필요성

A. 혈당 변화의 원인 파악이 필요한 경우

대분류	소분류	체크	상태
혈당	24시간	□	전반적인 혈당 **변화 패턴**을 관찰이 필요하다. (공복/식후 혈당, 주말/주중, 요일별, 시간대별)
	식후 혈당	□	**식후 혈당**을 집중 관찰할 필요가 있고, 특히 음식과의 관련성을 확인해야 한다.
		□	**회식**이나 **외식**에 의한 혈당 변화를 관찰해야 한다.
	저혈당	□	**저혈당** 발생 패턴을 찾아 봐야 한다.
식사	간식	□	**과일** 혹은 **간식** 섭취 후 혈당 변화를 관찰해야 한다.
일상생활	스트레스	□	**스트레스/통증**에 의한 혈당 변화를 잘 관찰해야 한다.
	운동	□	**운동** 종류 및 강도, 시간에 따른 혈당 변화를 관찰해야 한다.
약제	인슐린 조절/추가	□	**인슐린** 용량 조절을 위해 혈당 변화를 관찰해야 한다.
		□	**교정이 되지 않는 경우 인슐린 사용이나 인슐린 다회요법으로 추가가 고려된다.**
	약제 추가/변경	□	**교정이 되지 않는 경우 약제 추가를 고려해야 한다. (1제 요법에서 2제 요법으로, 2제 요법에서 3제 요법으로, 3제 요법에서 4제 요법으로) 또는 약제의 변경을 고려할 것이다.**

B. 혈당의 변화가 예상되어 일정기간 집중 관찰 및 대비가 필요한 경우

대분류	소분류	체크	상태
혈당	경구제	□	경구용 혈당 강하제를 **처음**으로 시작했다.
		□	경구용 혈당 강하제 **변경(증량, 추가)**하여 혈당 변화 관찰 필요하다.
	인슐린	□	**인슐린**을 **처음** 시작하여 혈당 변화 관찰이 필요하다.
		□	인슐린 **증량** 또는 **감량** 또는 **중단**하여 혈당 변화 관찰이 필요하다.
	기타	□	**스테로이드**와 같이 혈당에 영향을 미칠 약제의 사용, 증량 혹은 감량 예정이다.
		□	비만 치료제나 식욕 억제제를 복용하여 혈당 변화 관찰이 필요하다.
기타	컨디션	□	**컨디션**이 안 좋거나 **통증**이 많이 심하다.
	수술	□	**수술**이나 **시술**이 예정되어 있다.
	임신	□	**임신** 예정이거나 임신중이다.

연속혈당결과지의 해석

혈당 통계 및 목표값

2022년 1월 21일 - 2022년 2월 17일	28일
% 시간 CGM이 활성 상태임	91%

다음에 대한 범위 및 목표값	1형 또는 2형 당뇨병
혈당 범위 목표 범위 70-180 mg/dL	목표값 수치의 % (시간/일) 70%보다 큼 (16시간 48분)
70 mg/dL 미만	4%보다 작음 (58분)
54 mg/dL 미만	1%보다 작음 (14분)
180 mg/dL 초과	25%보다 작음 (6시간)
250 mg/dL 초과	5%보다 작음 (1시간 12분)
범위(70-180 mg/dL)에서 시간의 각 5% 증가율은 임상적으로 유의합니다.	

평균 혈당	181 mg/dL
혈당 관리 표시기 (GMI)	7.6% 또는 70 mmol/mol
변동계수 %	28.1%

백분율 변동계수(%CV)로 정의됨, 목표값 ≤ 36%

범위 내 시간

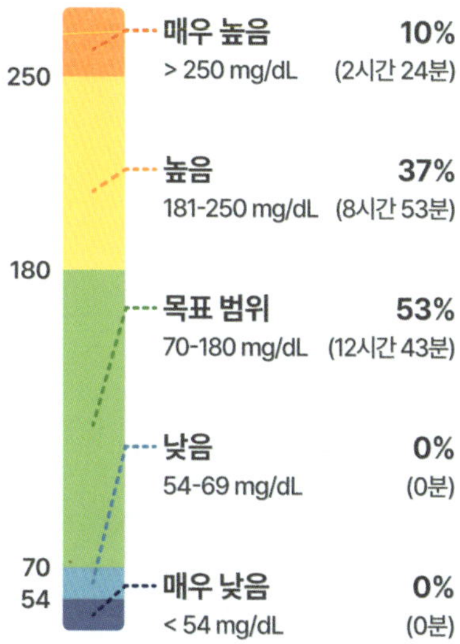

외래 혈당 프로필(AGP)

- AGP는 보고서 기간의 혈당 값을 요약한 것으로, 중앙값(50%) 및 기타 백분위수가 하루에 발생한 것처럼 함께 표시됩니다.

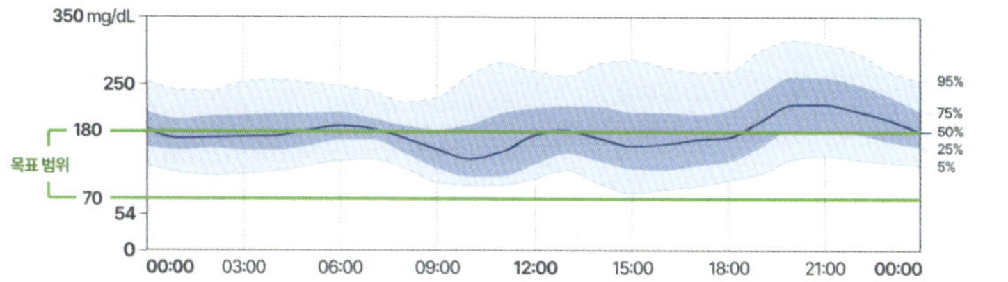

일일 혈당 프로필

- 최근 14일. 자세한 내용은 주간 요약 보고서를 참조하십시오.
- 각 일일 프로필은 자정에서 자정까지의 기간을 나타내며 왼쪽 상단 모서리에 날짜가 표시됩니다.

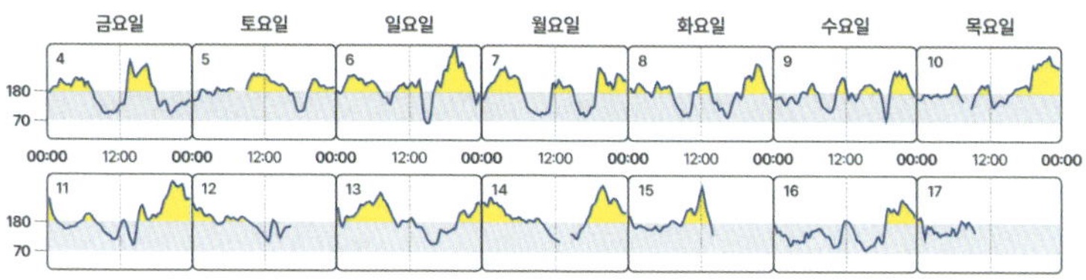

연속혈당측정의 해석을 위한 핵심 측정 기준

<table>
<tr><th rowspan="2">핵심 측정기준</th><th colspan="2">목표치</th></tr>
<tr><th>1형 / 2형 당뇨병</th><th>고위험군 / 고령</th></tr>
<tr><td>사용기간 (일)</td><td colspan="2">14일 이상</td></tr>
<tr><td>활성사용시간비율 (%)</td><td colspan="2">70% 이상</td></tr>
<tr><td>평균혈당 (mg/dL)</td><td colspan="2">해당 없음</td></tr>
<tr><td>혈당관리표시기
(Glucose management indicator, GMI)</td><td colspan="2">해당 없음</td></tr>
<tr><td>변동계수
(Coefficient of variation, %CV)</td><td colspan="2">36% 이하</td></tr>
<tr><td>2단계 고혈당 (매우높음)
(TAR, 250 mg/dL)</td><td>< 5%</td><td>< 10%</td></tr>
<tr><td>1단계 고혈당 (높음)
(TAR, 181-250 mg/dL)</td><td>< 25%</td><td>< 50%</td></tr>
<tr><td>목표범위내
(TIR, 70-180 mg/dL)</td><td>> 70%</td><td>> 50%</td></tr>
<tr><td>1단계 저혈당 (낮음)
(TBR, 54-69 mg/dL)</td><td>< 4%</td><td>< 1%</td></tr>
<tr><td>2단계 저혈당 (매우 낮음)
(TBR, <54 mg/dL)</td><td>< 1%</td><td></td></tr>
</table>

조재형(서울성모병원 내분비내과)

연속혈당측정기 사용 사례1

Case 1. 자꾸 밤에 폭식하게 되는 43세 여성

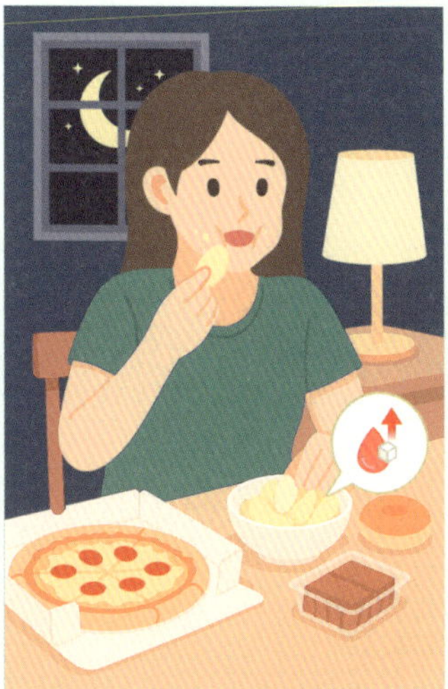

환자

43세 여성

생활 패턴

직장 스트레스로 집에서
밤에 폭식, 주말에 특히 심함

혈당 패턴

밤에 폭식으로 혈당이 급격히
상승하고, 주말에는 더 높음

관리 필요 사항

스트레스 관리 및 야간 폭식
예방, 주말 식사 계획 필요

외래 혈당 프로필(AGP)

* AGP는 보고서 기간의 혈당 값을 요약한 것으로, 중앙값(50%) 및 기타 백분위수가 하루에 발생한 것처럼 함께 표시됩니다.

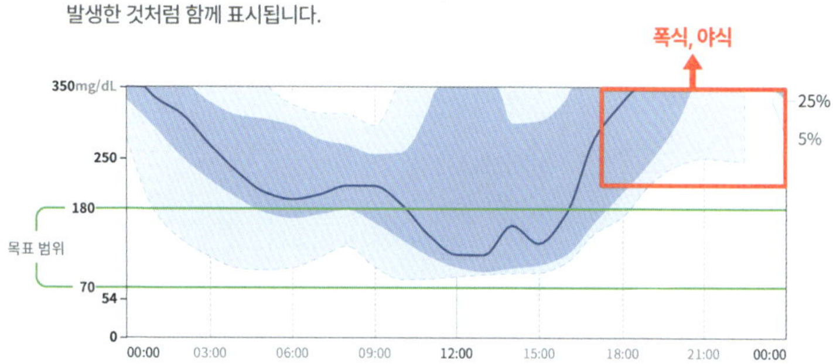

일일 혈당 프로필

* 각 일일 프로필은 자정에서 자정까지의 기간을 나타내며 왼쪽 상단 모서리에 날짜가 표시됩니다.

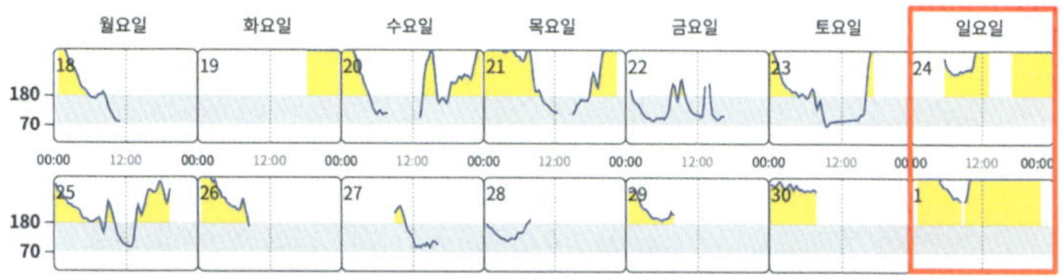

핵심 측정기준	목표치
평균혈당 (mg/dL)	267 mg/dL
혈당관리표시기 (GMI)	9.7%
변동계수 (Coefficient of variation, %CV)	49.0%
2단계 고혈당 (매우 높음) (TAR, 250 mg/dL)	50%
1단계 고혈당 (높음) (TAR, 181-250 mg/dL)	20%
목표범위내 (TIR, 70-180 mg/dL)	30%
1단계 저혈당 (낮음) (TBR, 54-69 mg/dL)	0%
2단계 저혈당 (매우 낮음) (TBR, <54 mg/dL)	0%

연속혈당측정기 사용 사례2

Case 2. 연속혈당 검사 후 새로운 삶을 살게 된 53세 여성

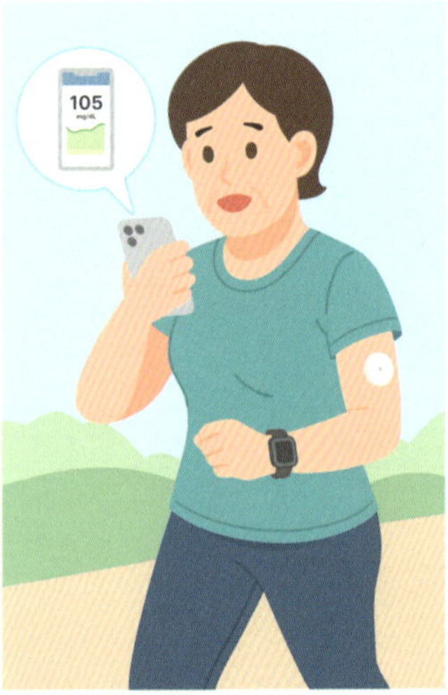

환자

53세 여성

생활 패턴

혈당 조절이 매우 좋지 않았으나 연속혈당 측정 후 본인 혈당 패턴 확인, 식습관 변화

혈당 패턴

연속혈당 확인 결과, 식습관 개선 이후 혈당이 안정화됨

관리 필요 사항

연속혈당 데이터를 활용한 지속적 식습관 관리 필요

외래 혈당 프로필(AGP)

* AGP는 보고서 기간의 혈당 값을 요약한 것으로, 중앙값(50%) 및 기타 백분위수가 하루에 발생한 것처럼 함께 표시됩니다.

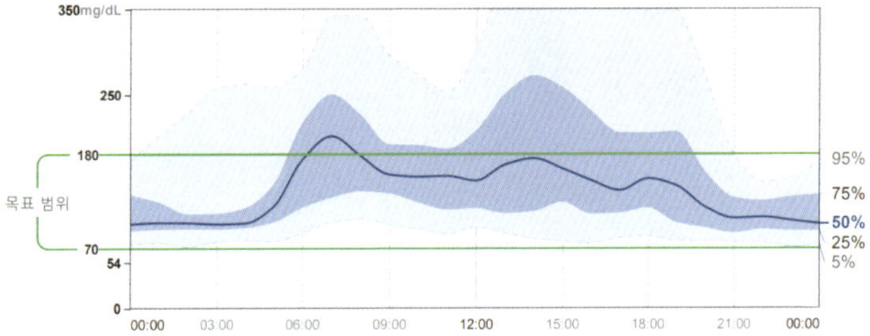

일일 혈당 프로필

* 각 일일 프로필은 자정에서 자정까지의 기간을 나타내며 왼쪽 상단 모서리에 날짜가 표시됩니다.

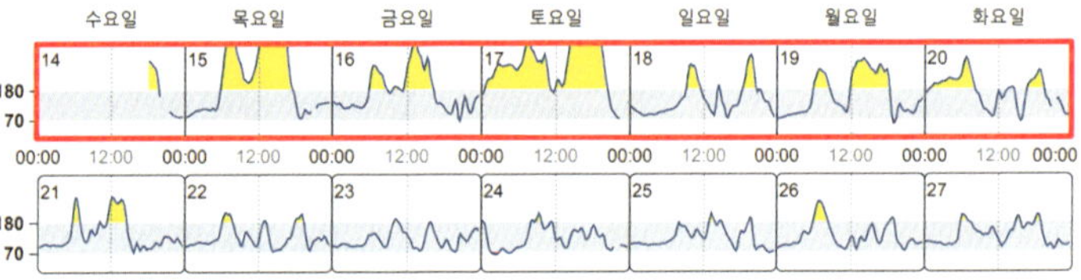

핵심 측정기준	목표치
평균혈당 (mg/dL)	155 mg/dL
혈당관리표시기 (GMI)	7.0%
변동계수 (Coefficient of variation, %CV)	51.5%
2단계 고혈당 (매우 높음) (TAR, 250 mg/dL)	13%
1단계 고혈당 (높음) (TAR, 181-250 mg/dL)	15%
목표범위내 (TIR, 70-180 mg/dL)	71%
1단계 저혈당 (낮음) (TBR, 54-69 mg/dL)	1%
2단계 저혈당 (매우 낮음) (TBR, <54 mg/dL)	0%

조재형(서울성모병원 내분비내과)

연속혈당측정기 사용 사례3

Case 3. 회사에 출근하여 아침을 먹는 60세 남성

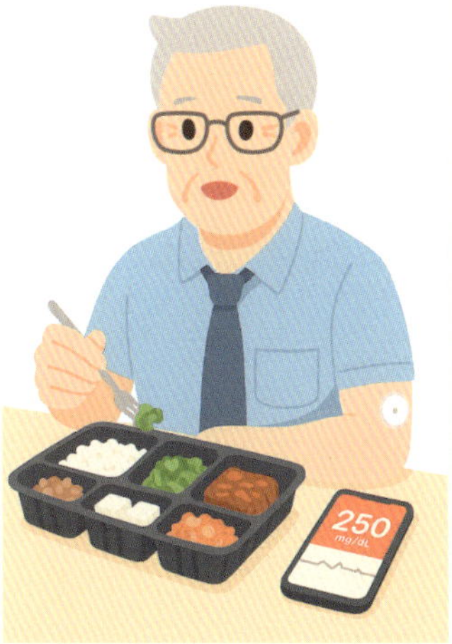

환자

60세 남성

생활 패턴

평일 아침 출근 후
회사 구내식당에서 식사

혈당 패턴

구내식당 식사 후 혈당이 많이 증가함, 주중 10시경 혈당이 높음, 주말에는 다소 낮음

관리 필요 사항

주중 아침 식후혈당 감소 방안 마련 필요

외래 혈당 프로필(AGP)

* AGP는 보고서 기간의 혈당 값을 요약한 것으로, 중앙값(50%) 및 기타 백분위수가 하루에 발생한 것처럼 함께 표시됩니다.

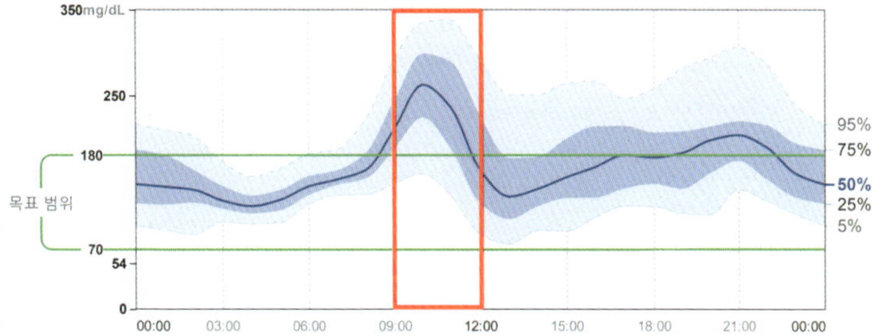

일일 혈당 프로필

* 각 일일 프로필은 자정에서 자정까지의 기간을 나타내며 왼쪽 상단 모서리에 날짜가 표시됩니다.

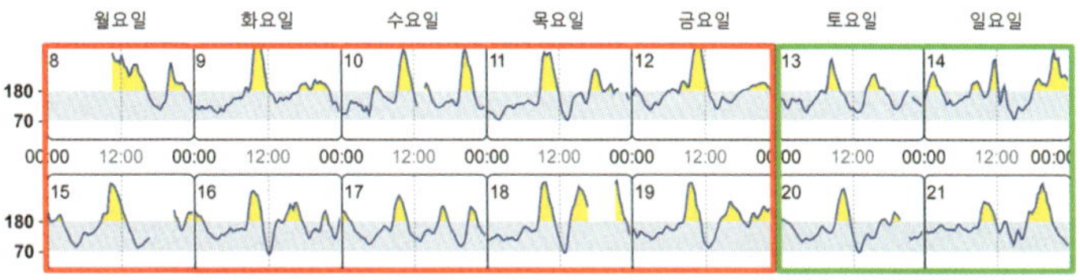

핵심 측정기준	목표치
평균혈당 (mg/dL)	172 mg/dL
혈당관리표시기 (GMI)	7.4%
변동계수 (Coefficient of variation, %CV)	33.2%
2단계 고혈당 (매우 높음) (TAR, 250 mg/dL)	11%
1단계 고혈당 (높음) (TAR, 181-250 mg/dL)	27%
목표범위내 (TIR, 70-180 mg/dL)	62%
1단계 저혈당 (낮음) (TBR, 54-69 mg/dL)	0%
2단계 저혈당 (매우 낮음) (TBR, <54 mg/dL)	0%

연속혈당측정기 사용 사례4

Case 4. 겨울철 집에서 머물며 혈당이 증가한 52세 남성

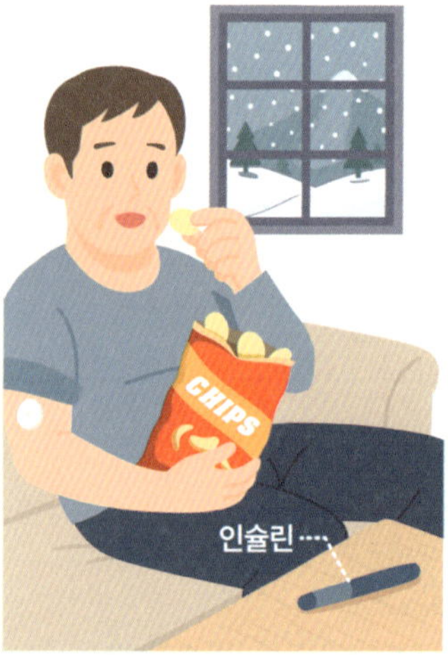

외래 혈당 프로필(AGP)

* AGP는 보고서 기간의 혈당 값을 요약한 것으로, 중앙값(50%) 및 기타 백분위수가 하루에 발생한 것처럼 함께 표시됩니다.

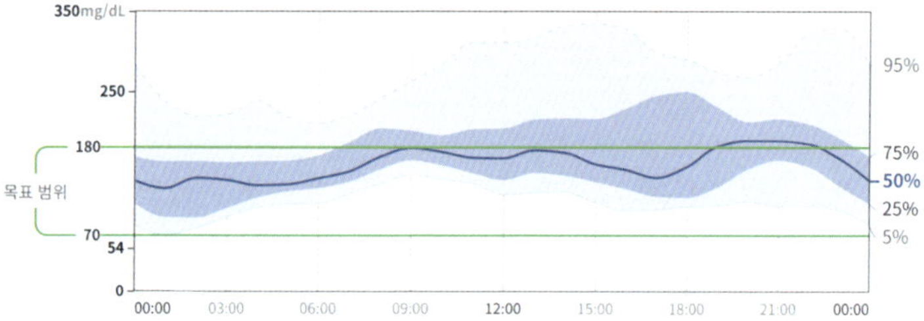

일일 혈당 프로필

* 각 일일 프로필은 자정에서 자정까지의 기간을 나타내며 왼쪽 상단 모서리에 날짜가 표시됩니다.

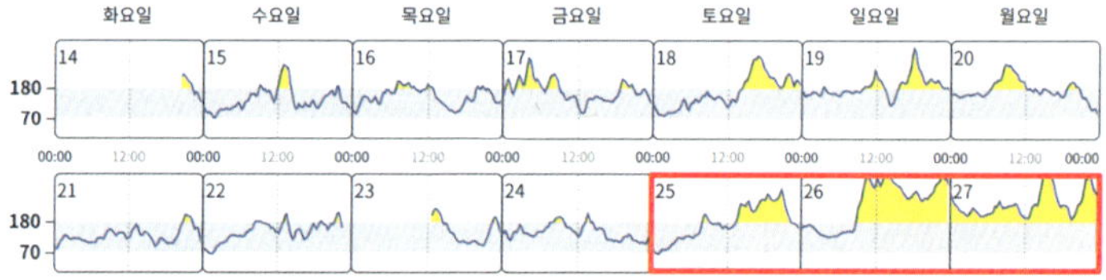

환자

52세 남성

생활 패턴

인슐린 치료 중, 추운 겨울 주말 집에서 TV 시청하며 간식 많이 섭취

혈당 패턴

평소 조절되던 혈당이 주말부터 상승함

관리 필요 사항

겨울철 실내 활동 유지 및 간식 조절 필요

핵심 측정기준	목표치
평균혈당 (mg/dL)	173 mg/dL
혈당관리표시기 (GMI)	7.4%
변동계수 (Coefficient of variation, %CV)	33.6%
2단계 고혈당 (매우 높음) (TAR, 250 mg/dL)	11%
1단계 고혈당 (높음) (TAR, 181-250 mg/dL)	25%
목표범위내 (TIR, 70-180 mg/dL)	63%
1단계 저혈당 (낮음) (TBR, 54-69 mg/dL)	1%
2단계 저혈당 (매우 낮음) (TBR, <54 mg/dL)	0%

조재형(서울성모병원 내분비내과)

연속혈당측정기 사용 사례5

Case 5. 특정 요일에만 혈당이 증가하는 79세 남성

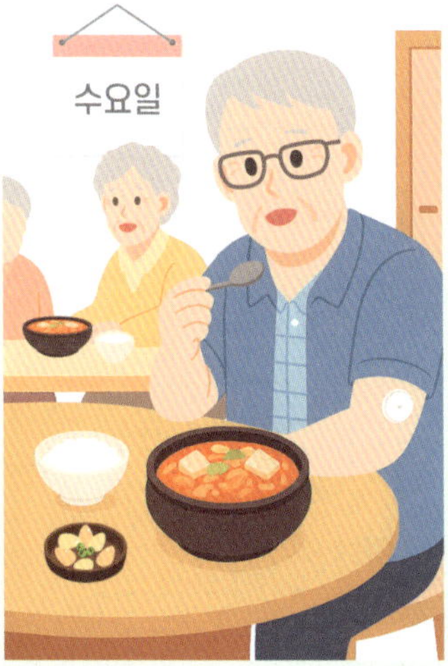

환자

79세 남성

생활 패턴

수요일 모임에서 친구들과 식사 및 간식 많이 섭취

혈당 패턴

수요일 아침, 점심, 오후 혈당이 모두 높음, 평소에는 안정적임

관리 필요 사항

수요일 모임 전후 간식 및 식사량 조절 필요

외래 혈당 프로필(AGP)

* AGP는 보고서 기간의 혈당 값을 요약한 것으로, 중앙값(50%) 및 기타 백분위수가 하루에 발생한 것처럼 함께 표시됩니다.

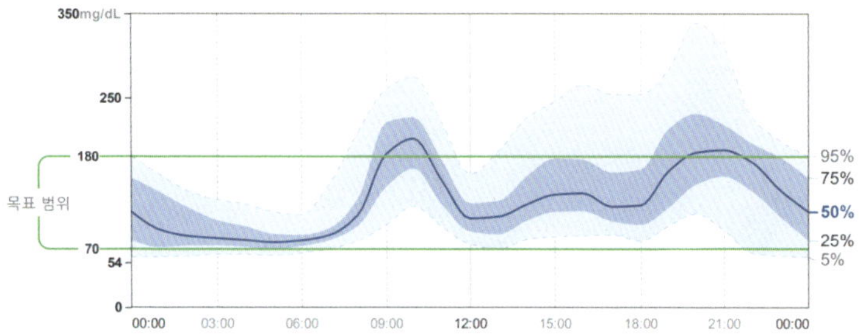

일일 혈당 프로필

* 각 일일 프로필은 자정에서 자정까지의 기간을 나타내며 왼쪽 상단 모서리에 날짜가 표시됩니다.

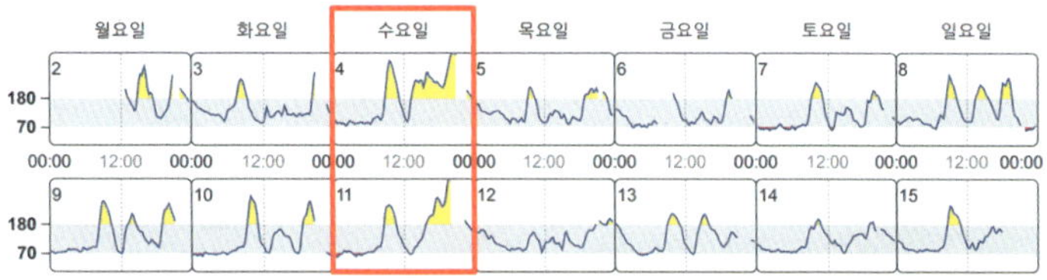

핵심 측정기준	목표치
평균혈당 (mg/dL)	131 mg/dL
혈당관리표시기 (GMI)	6.4%
변동계수 (Coefficient of variation, %CV)	44.8%
2단계 고혈당 (매우 높음) (TAR, 250 mg/dL)	4%
1단계 고혈당 (높음) (TAR, 181-250 mg/dL)	16%
목표범위내 (TIR, 70-180 mg/dL)	72%
1단계 저혈당 (낮음) (TBR, 54-69 mg/dL)	8%
2단계 저혈당 (매우 낮음) (TBR, <54 mg/dL)	0%

연속혈당측정기 사용 사례6

Case 6. 도시락으로 혈당 조절이 매우 호전된 60세 남성

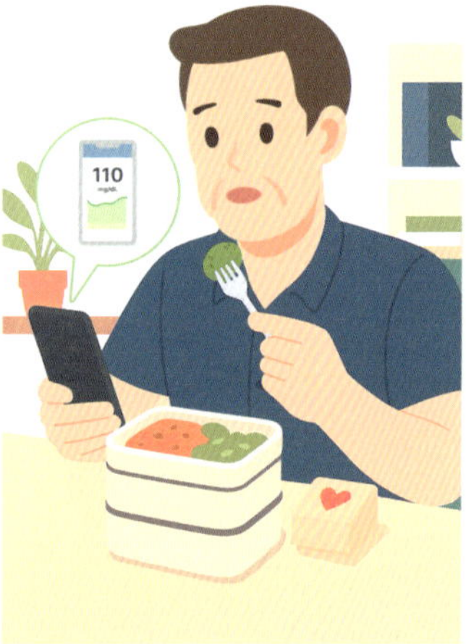

환자

60세 남성

생활 패턴

연속혈당 측정 첫날 혈당이 매우 높음을 확인하고 아내가 도시락을 싸주기 시작함

혈당 패턴

도시락 섭취 후 혈당이 안정화됨

관리 필요 사항

균형 잡힌 도시락 섭취 지속, 외부 식사 시 혈당 모니터링 필요

외래 혈당 프로필(AGP)

＊ AGP는 보고서 기간의 혈당 값을 요약한 것으로, 중앙값(50%) 및 기타 백분위수가 하루에 발생한 것처럼 함께 표시됩니다.

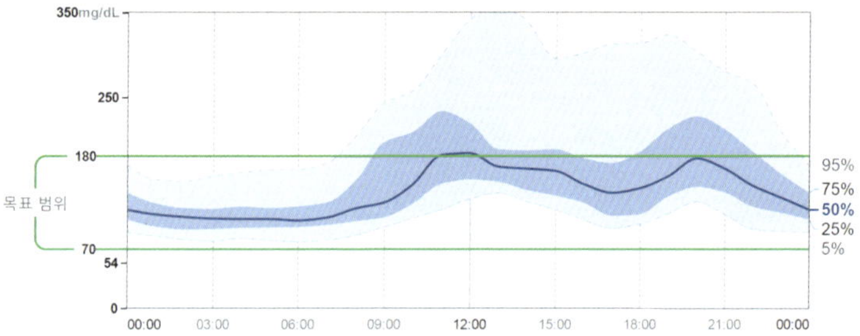

일일 혈당 프로필

＊ 각 일일 프로필은 자정에서 자정까지의 기간을 나타내며 왼쪽 상단 모서리에 날짜가 표시됩니다.

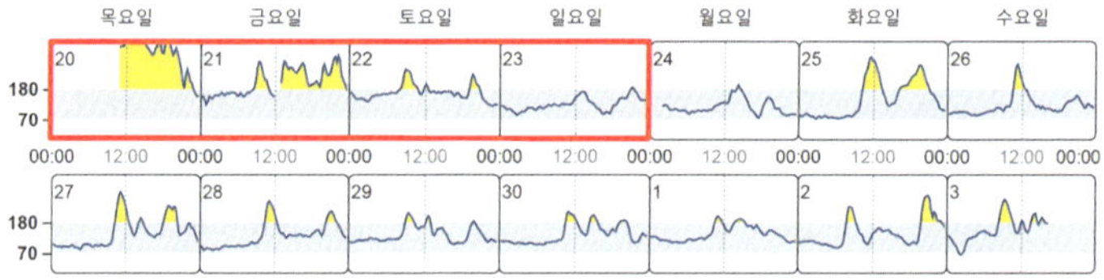

핵심 측정기준	목표치
평균혈당 (mg/dL)	151 mg/dL
혈당관리표시기 (GMI)	6.9%
변동계수 (Coefficient of variation, %CV)	37.9%
2단계 고혈당 (매우 높음) (TAR, 250 mg/dL)	7%
1단계 고혈당 (높음) (TAR, 181-250 mg/dL)	15%
목표범위내 (TIR, 70-180 mg/dL)	78%
1단계 저혈당 (낮음) (TBR, 54-69 mg/dL)	0%
2단계 저혈당 (매우 낮음) (TBR, <54 mg/dL)	0%

조재형(서울성모병원 내분비내과)

연속혈당측정기 사용 사례7

Case 7. 심한 고혈당이 약물 치료 후 빠르게 호전된 42세 남성

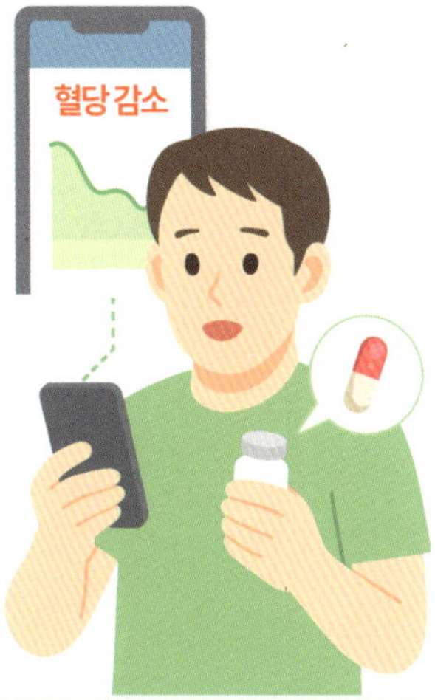

환자

42세 남성

증상

내원 당시 다음, 다뇨, 다갈, 체중 감소

혈당 패턴

당화혈색소 13.4%, 심한 고혈당 → 약물 치료 후 빠르게 감소

관리 필요 사항

약물 치료 지속, 연속혈당 활용 치료 효과 관찰

외래 혈당 프로필(AGP)

* AGP는 보고서 기간의 혈당 값을 요약한 것으로, 중앙값(50%) 및 기타 백분위수가 하루에 발생한 것처럼 함께 표시됩니다.

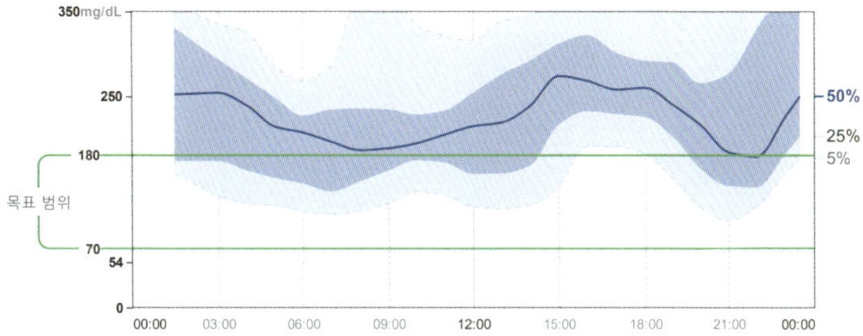

일일 혈당 프로필

* 각 일일 프로필은 자정에서 자정까지의 기간을 나타내며 왼쪽 상단 모서리에 날짜가 표시됩니다.

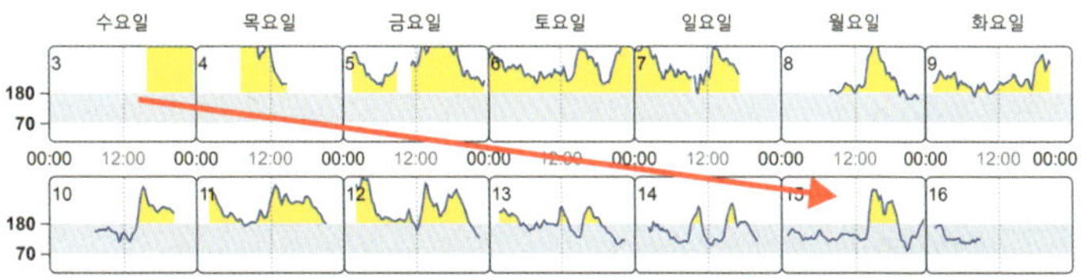

핵심 측정기준	목표치
평균혈당 (mg/dL)	233 mg/dL
혈당관리표시기 (GMI)	8.9%
변동계수 (Coefficient of variation, %CV)	35.9%
2단계 고혈당 (매우 높음) (TAR, 250 mg/dL)	36%
1단계 고혈당 (높음) (TAR, 181-250 mg/dL)	36%
목표범위내 (TIR, 70-180 mg/dL)	28%
1단계 저혈당 (낮음) (TBR, 54-69 mg/dL)	0%
2단계 저혈당 (매우 낮음) (TBR, <54 mg/dL)	0%

연속혈당측정기 사용 사례8

Case 8. 주말에 주로 혈당이 매우 높은 55세 남성

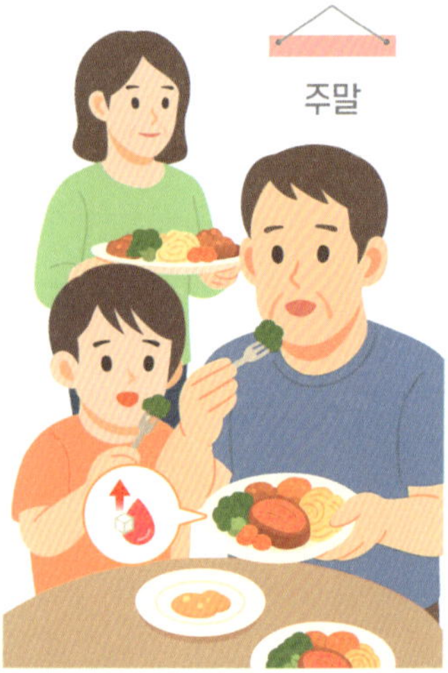

환자

55세 남성

생활 패턴

주말 모임 및 가족 외식 많음

혈당 패턴

주말 혈당이 급격히 상승,
평일은 안정적임

관리 필요 사항

주말 식사 조절 및 외식 시
혈당 관리 필요

외래 혈당 프로필(AGP)

* AGP는 보고서 기간의 혈당 값을 요약한 것으로, 중앙값(50%) 및 기타 백분위수가 하루에 발생한 것처럼 함께 표시됩니다.

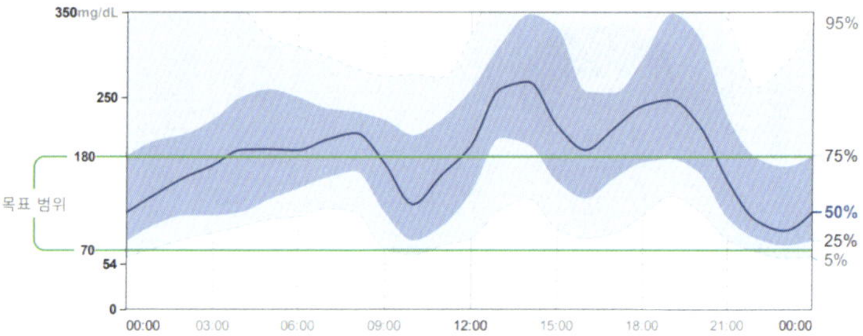

일일 혈당 프로필

* 각 일일 프로필은 자정에서 자정까지의 기간을 나타내며 왼쪽 상단 모서리에 날짜가 표시됩니다.

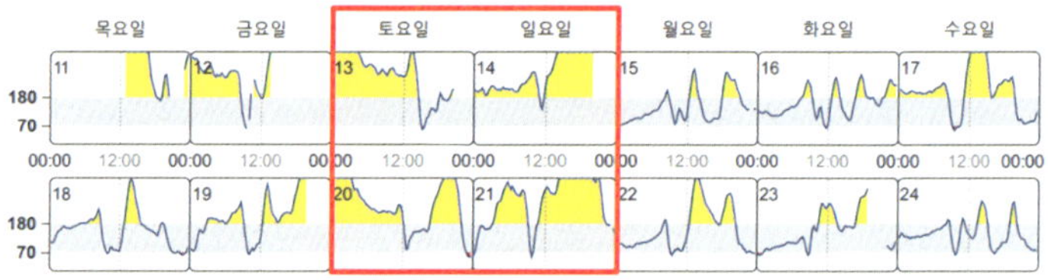

핵심 측정기준	목표치
평균혈당 (mg/dL)	202 mg/dL
혈당관리표시기 (GMI)	8.1%
변동계수 (Coefficient of variation, %CV)	49.0%
2단계 고혈당 (매우 높음) (TAR, 250 mg/dL)	28%
1단계 고혈당 (높음) (TAR, 181-250 mg/dL)	24%
목표범위내 (TIR, 70-180 mg/dL)	45%
1단계 저혈당 (낮음) (TBR, 54-69 mg/dL)	3%
2단계 저혈당 (매우 낮음) (TBR, <54 mg/dL)	0%

조재형(서울성모병원 내분비내과)

6-3
혈압 측정을 통한 일상 속 건강 관리

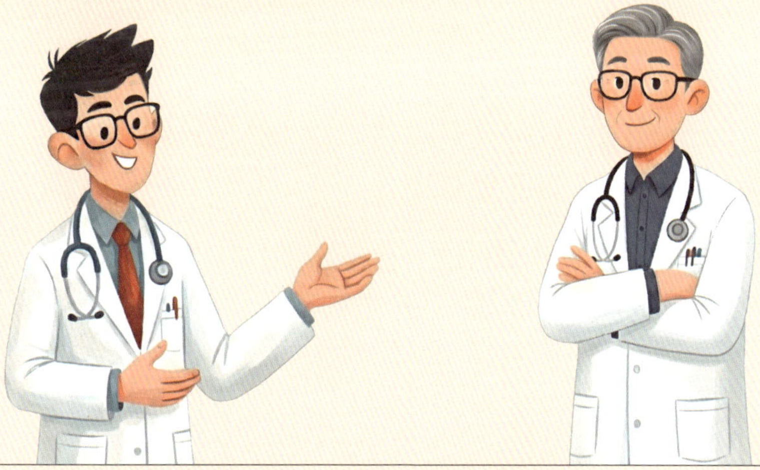

고혈압 자가관리의 시작

자가(Self) + 관리(Care)

- 스스로
- 자발성
- 판단
- 선택

- 지속성
- 향상
- 피드백
- 환경

⟹ 자신의 건강을 스스로 관리하고 유지하는 것

의사 교육자나 지시자가 아니라 안내자

환자 자기 자신에 대한 전문가로서 의사와 대등

응급실에서는
의사가 운전대를 잡고 있지만

고혈압의 자가관리에서는
환자가 운전대를 잡고 있습니다.

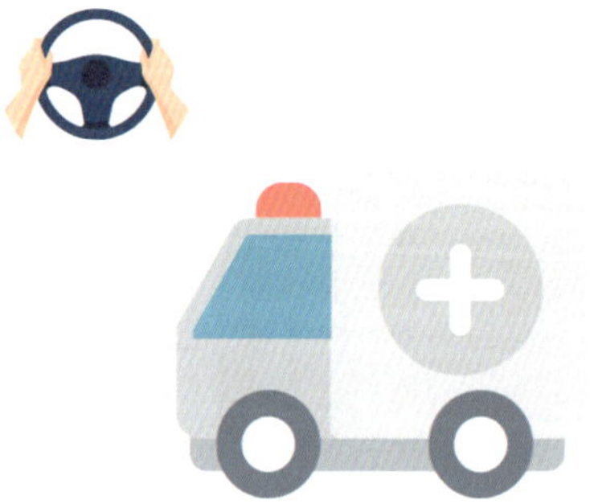

고혈압 치료, 함께하는 관리와 꾸준한 노력!

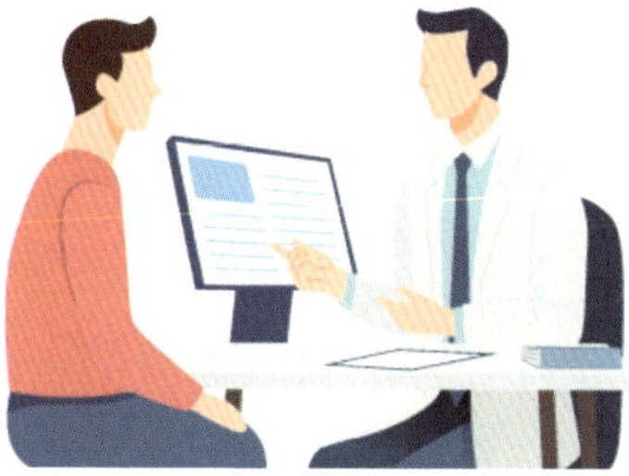

모든 치료에는 의료진과의 신뢰가 중요합니다.

혈압 치료 계획을 세우는 과정에 직접 참여합니다.

고혈압 약에 대한 효능, 부작용, 비용 등에 대해
의사 선생님과 허심탄회하게 이야기 합니다.

치료 목표와 치료 지속성을 균형있게 유지합니다.

자동혈압계를 이용한 가정혈압을 측정합니다.

왜 가정혈압을 측정해야 하나요?

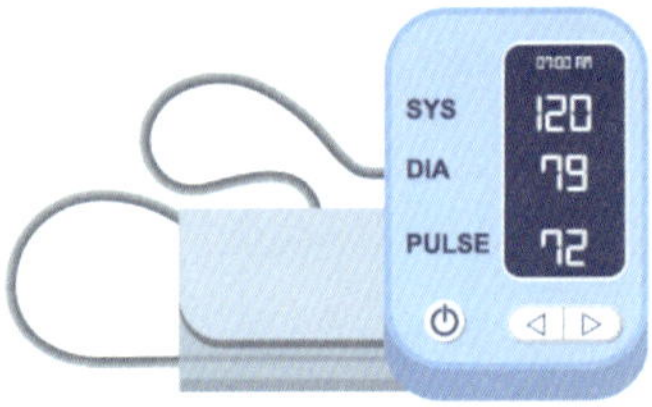

가정혈압 측정

가면고혈압, 백의고혈압과 저항성 고혈압을
평가하는데 도움

진료실혈압보다 표적장기손상과의 상관관계가 큼

진료실혈압보다 심뇌혈관 질환의 발생을
더 정확히 예측함

고혈압의 진단뿐만 아니라 고혈압의 관리에 중요함

환자의 순응도와 치료의 적극성, 혈압 조절율을
높일 수 있음

자가 혈압 측정법

혈압 측정 전 기억하세요!

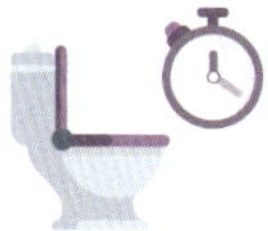

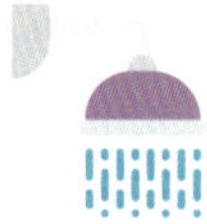

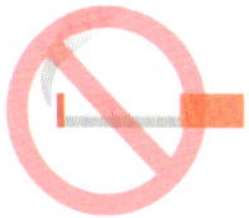

식사 및 약물 복용 전 측정

잠자기 전 측정

화장실 다녀오고 5분 뒤 측정

샤워 또는 목욕 전 측정

측정 30분 이내 카페인 및 흡연 금지

❶ 의자에 등을 기대앉아 주세요.

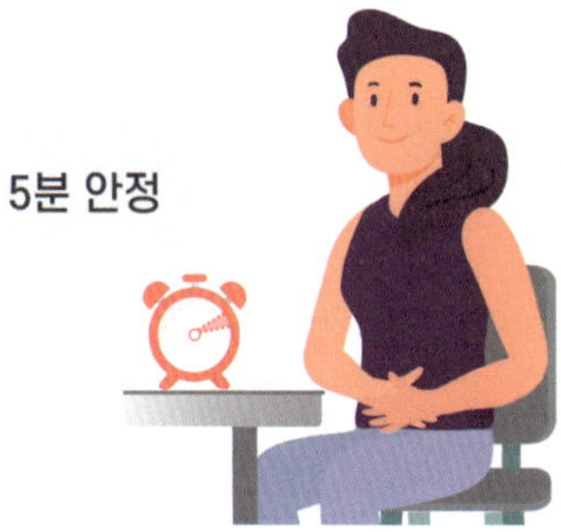

❷ 심장 높이에 커프를 착용하세요.

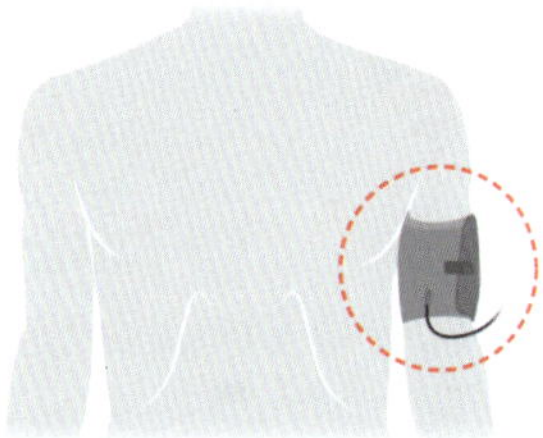

❸ 측정 중에는 말을 멈춰주세요.

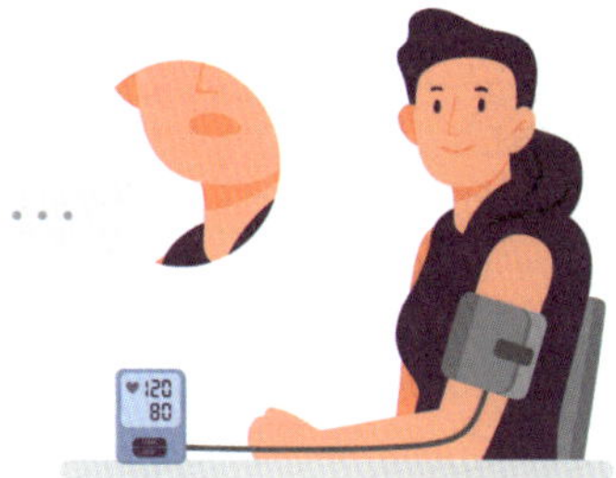

❹ 측정치를 기록해주세요.

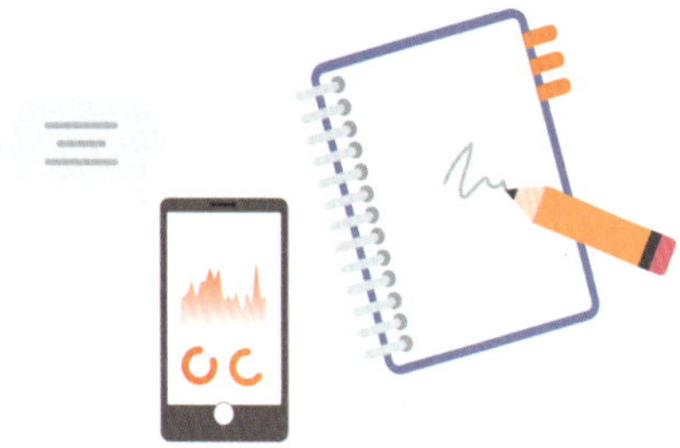

가정혈압 측정방법

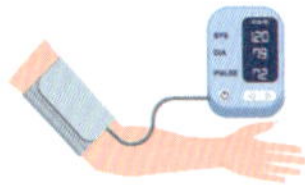

검증된 위팔 자동혈압계를 사용합니다.

측정 시각 및 방법

아침

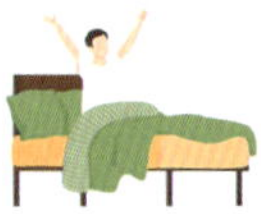

기상 후 1시간 이내

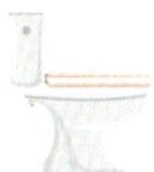

소변을 본 후

아침 식사 전

고혈압약 복용 전

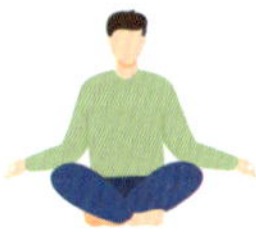

앉은 자세에서 최소 1~2분 안정 후

저녁

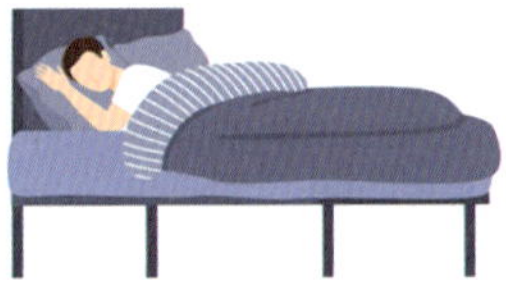

잠자리에 들기 전

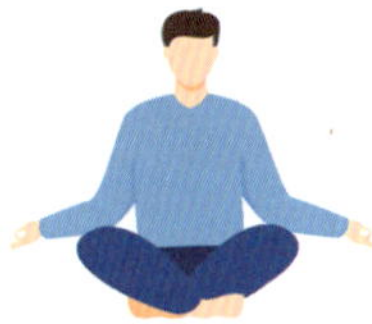

앉은 자세에서 최소 1~2분 안정 후

이외 측정이 필요하다고 판단된 경우

- **측정 빈도** | 각 측정은 최소 2번 이상
- **측정 기간** | 처음 진단 시 최소 1주일 동안 측정
  치료 평가 시 외래 방문 전 5~7일 동안 측정

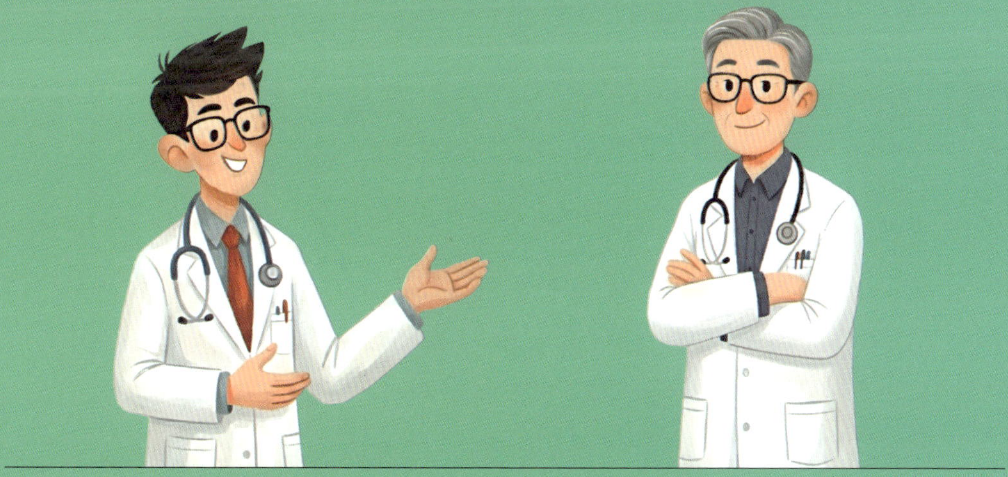

PART 7

치료 바로알기 - 약은 잘 알고 먹어야 약이다

당뇨병과 고혈압 관리를 위해서는
생활습관 교정이 기본이지만,
약제를 올바르게 복용하는 것 또한 매우 중요합니다.

하지만 많은 환자분들이 복용 중인 약제의 기전과 효과를
충분히 이해하지 못하는 경우가 많습니다.

이 장에서는 내가 복용하는 약제가 어떤 역할을 하는지,
그 효과와 복용법은 무엇인지 정확히 이해하고,
이를 통해 보다 효과적인 질환 관리를 실천해 보시기 바랍니다.

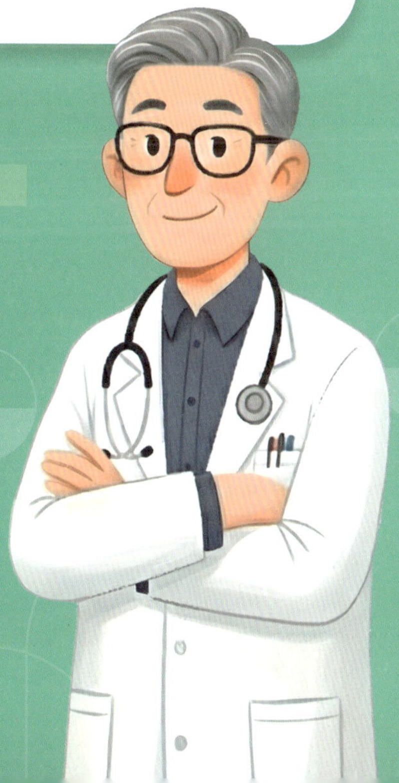

7-1

당뇨약,
나에게 맞는 약은 무엇일까?

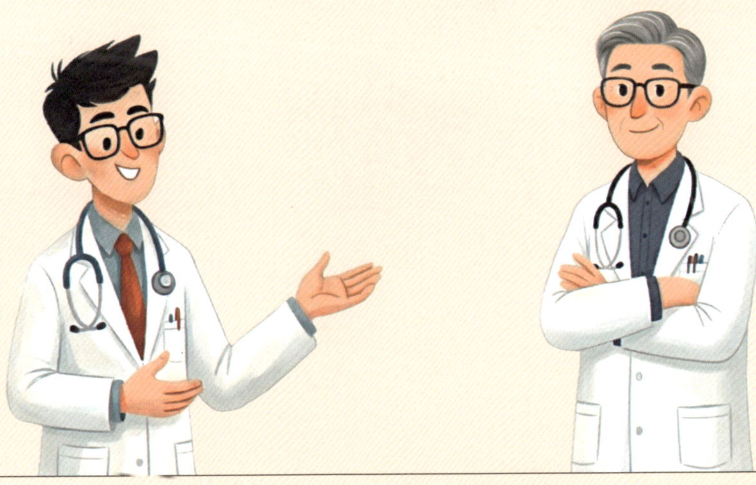

당뇨병의 경구 약물 치료

환자분의 **혈당 조절**을 위해

____________________ 을(를) **처방합니다.**

비구아나이드

- 지방조직, 간, 근육 인슐린 저항성 개선
- 간에서 당 생성 억제
- 위장관 당 흡수 감소

SGLT-2 억제제

- 신장에서 포도당 재흡수 억제
- 소변으로 당 배출 증가

DPP-4 억제제

- GLP-1 분해 효소 DPP-4 억제
- 인슐린 분비 촉진
- 글루카곤 분비 억제

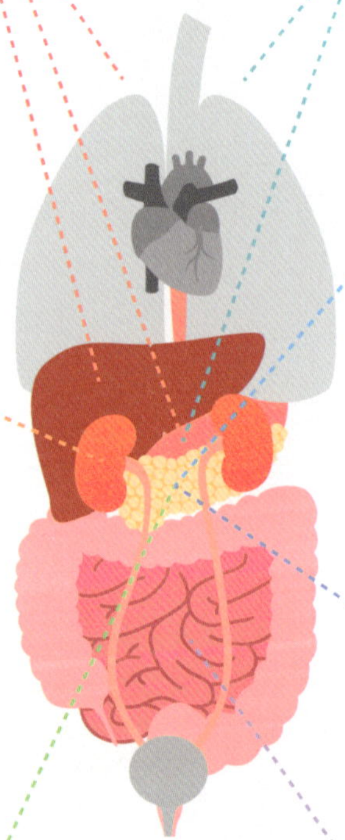

티아졸리딘디온(TZD)

- 지방조직, 간, 근육 인슐린 저항성 개선
- 간에서 당 생성 억제

글리나이드

- 췌장 베타세포 자극
- 인슐린 분비 증가

설포닐우레아(SU)

- 췌장 베타세포 자극
- 인슐린 분비 증가

알파글루코시다제 억제제

- 탄수화물 분해효소 억제
- 장내 당 흡수 지연

조재형(서울성모병원 내분비내과)

인슐린 치료는 언제 필요할까요?

모든 제1형 당뇨병 환자

췌장에서 인슐린이 거의 분비되지 않기 때문에, 인슐린 치료가 필수입니다.

제2형 당뇨병 환자 중 혈당 조절이 어려운 경우

식사·운동·경구 약제로 혈당 조절이 안 될 때 인슐린이 필요할 수 있습니다.

인슐린 요구량이 급격히 증가하는 경우

수술, 감염, 스트레스 등으로 혈당이 급격히 오를 때 일시적으로 필요합니다.

고혈당 증상 + 당화혈색소(HbA1c) 10% 이상인 경우

심한 고혈당 상태일 때는 빠른 혈당 조절을 위해 인슐린 치료가 필요할 수 있습니다.

임신성 당뇨병 또는 당뇨병 환자의 임신

모체와 태아의 건강을 위해 인슐린이 가장 안전하고 효과적인 치료 방법입니다.

신장질환 또는 간질환이 있는 경우

경구 혈당강하제 사용이 제한되므로 인슐린 치료가 필요할 수 있습니다.

경구 약제를 사용할 수 없는 경우

약 복용이 어렵거나 효과가 없을 경우, 인슐린 주사로 혈당을 조절해야 합니다.

응급 상황 (케톤산증, 고삼투압성 비케톤성 혼수 등)

생명을 위협하는 응급 상황에서는 즉각적인 인슐린 치료가 필요합니다.

올바른 인슐린 주사법

올바른 주사법으로 주사하면 통증을 줄일 수 있어요!

1 인슐린 양 확인하기

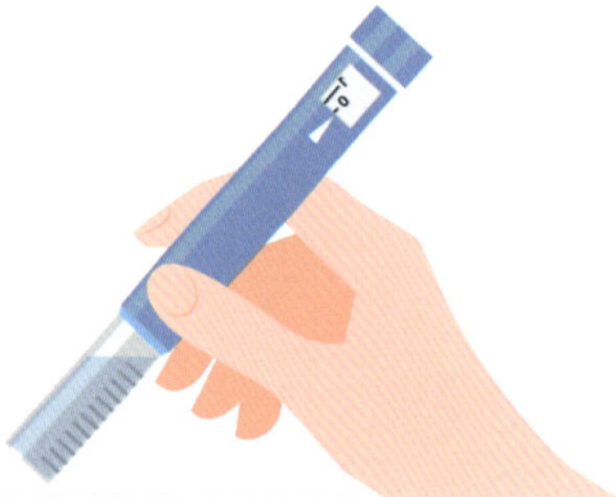

2 고무마개 부분 소독하기

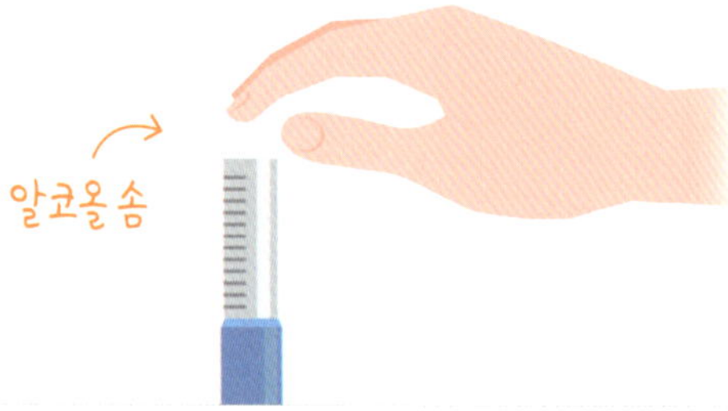

3 바늘의 종이 뚜껑 제거하기

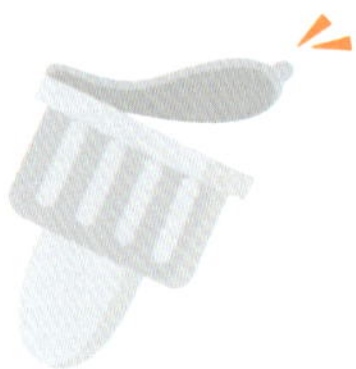

4 고무마개 중앙에 맞추어 바늘 돌려 끼우기

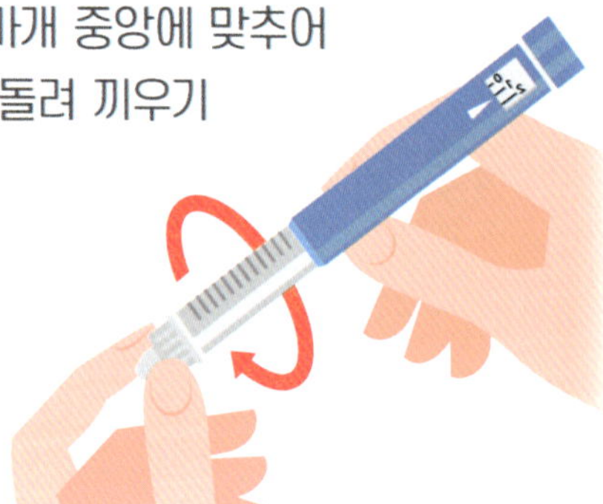

5 바늘 끝에 인슐린 방울이 보일 때까지 버튼을 눌러 공기 제거하기

바늘은 위를 향하게!

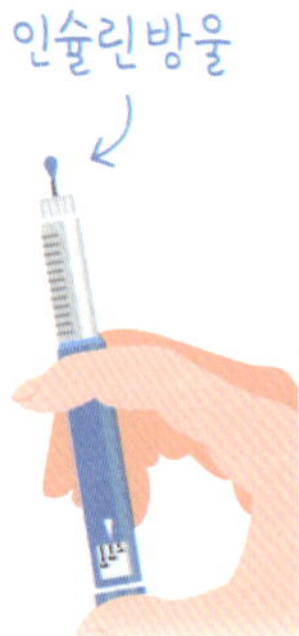

6 인슐린 주사 용량에 맞게 다이얼 돌려 맞추기

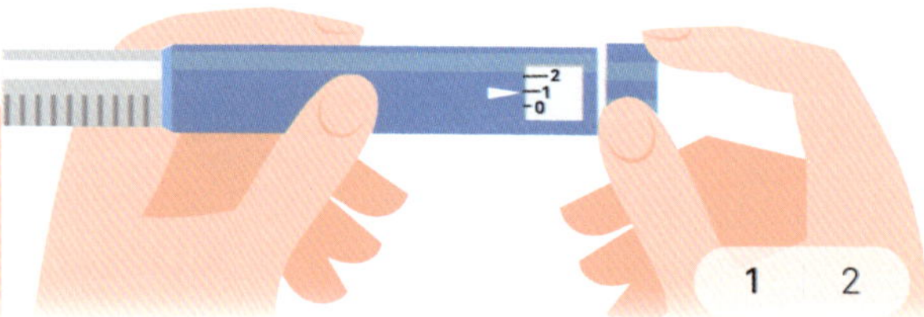

조재형(서울성모병원 내분비내과)

올바른 인슐린 주사법

7 인슐린 주사 부위 소독 후 알코올이 마를 때까지 기다리기

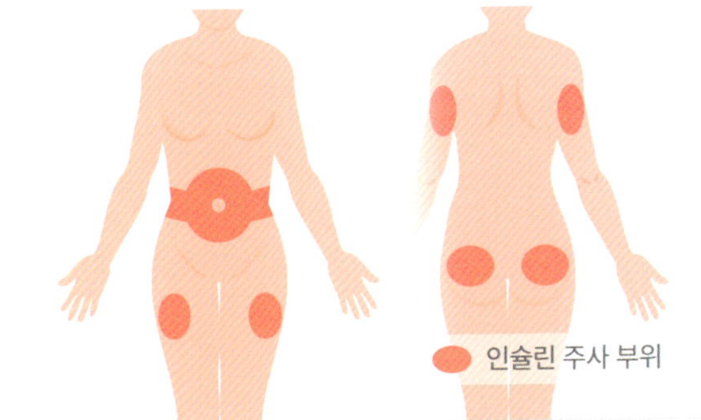

4~6mm 짧은 바늘

90°

피부를 집어올리지 않고 90°로 주사

8mm 이상 긴 바늘

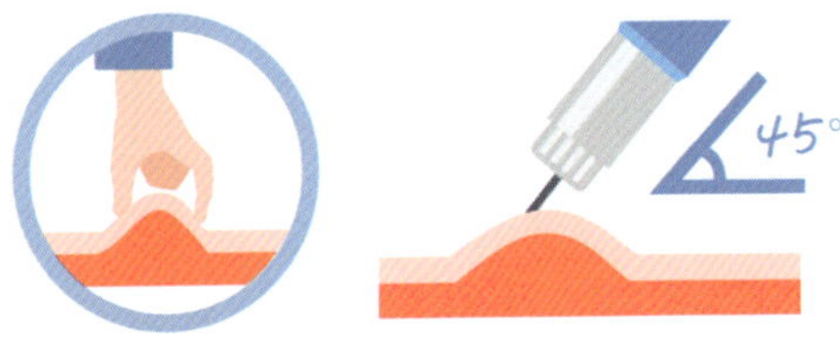

피부를 집어올리고 45°로 주사

※ 팔, 다리 또는 마른 사람의 복부에 주사할 때는 더 주의해 주세요.

8 주사를 놓고 주입 버튼을 10초 이상 끝까지 누른 후 바늘 빼기

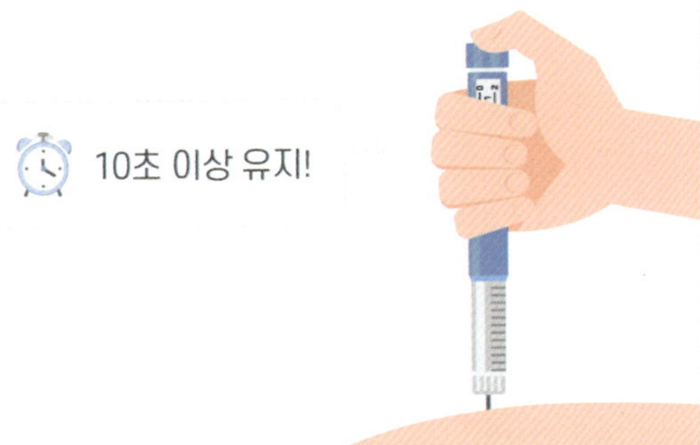
10초 이상 유지!

9 알코올 솜으로 주사부위 5초간 누르기

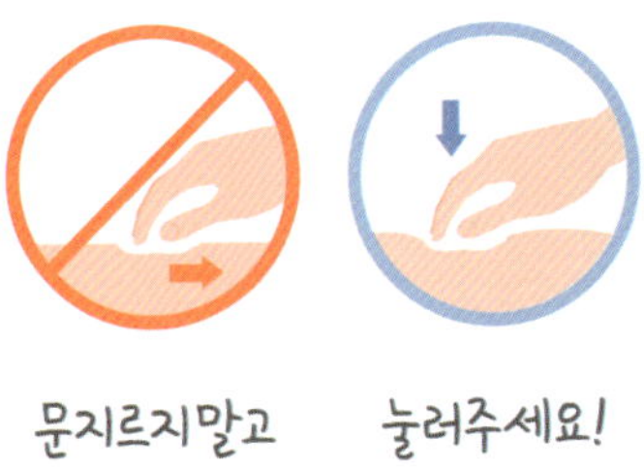
문지르지말고
눌러주세요!

10 주사 완료 후 즉시 펜에서 바늘 제거하기

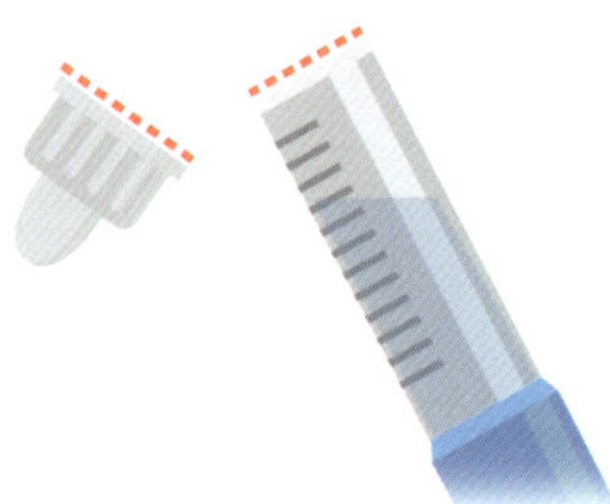

11 사용한 바늘과 알코올 솜은 밀폐 폐기물통에 버리기

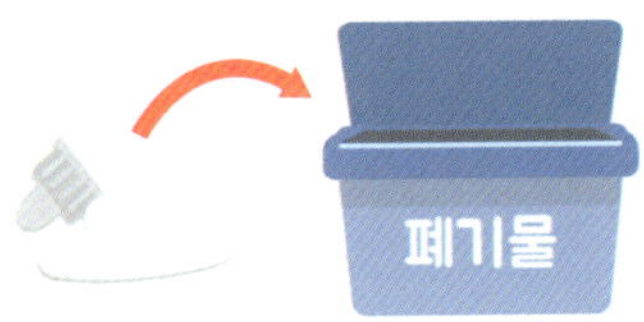
폐기물

7-2

혈압약,
나의 건강을 챙기는 작은 습관

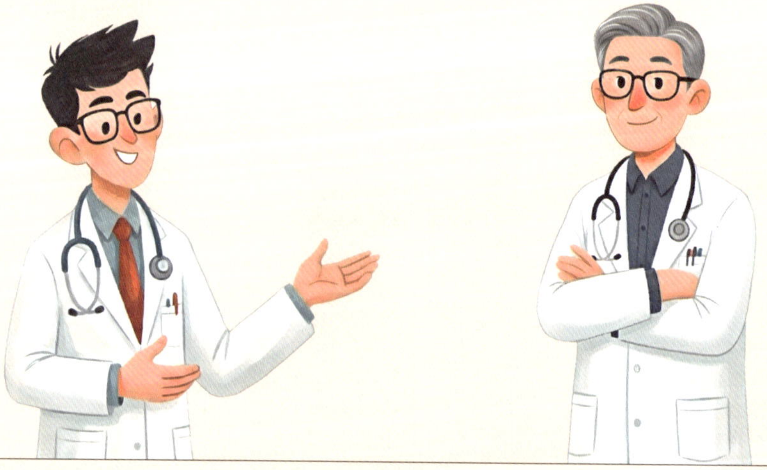

고혈압 약의 올바른 복용 방법

매일 같은 시간에 규칙적으로 복용합니다.

자명종, 휴대전화, 달력 등을
활용해 복용을 잊지 않도록 합니다.

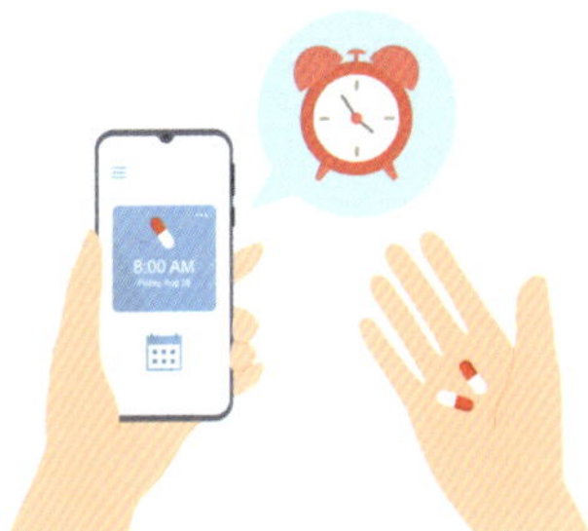

처방받은 용법과 용량을 정확히 지킵니다.

임의로 용량을 늘리거나
줄이지 않습니다.

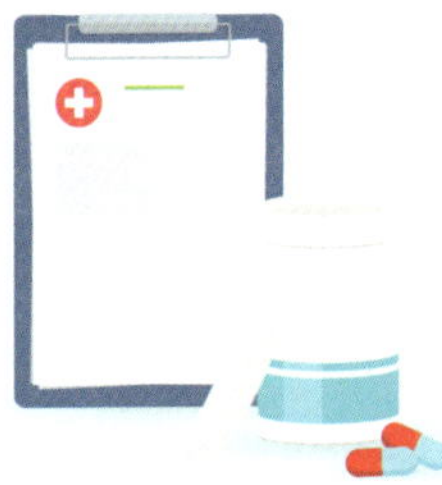

약은 꾸준히 복용합니다.

고혈압은 증상이 없더라도 중단하면
혈압이 다시 올라갈 수 있습니다.

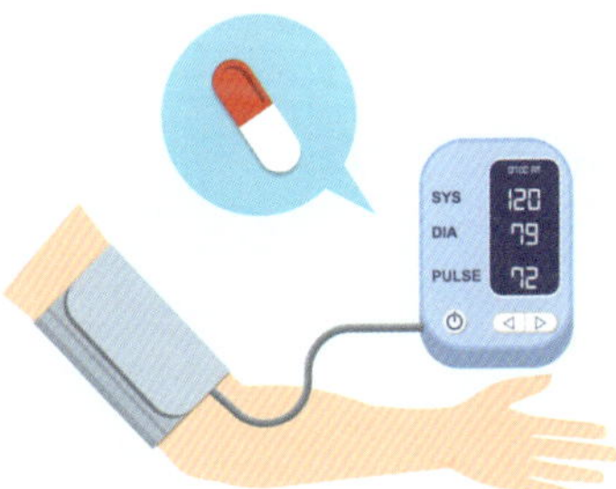

복용 중 이상 증상이 나타나면 즉시 의사와 상담합니다.

특히 두통, 어지러움, 부종, 숨 가쁨 등이
생기면 전문가에게 알리세요.

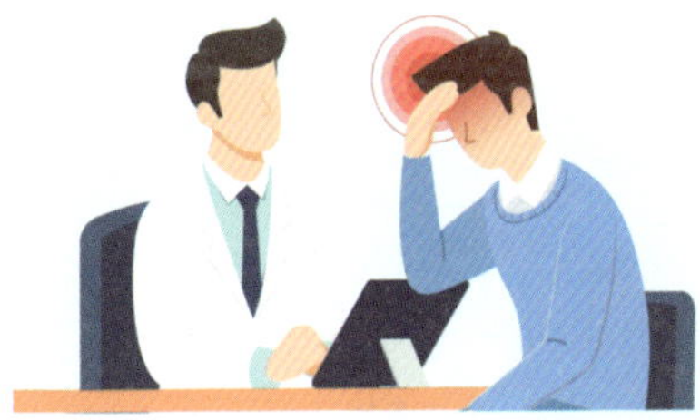

고혈압 약, 왜 매일 먹어야 하나요?

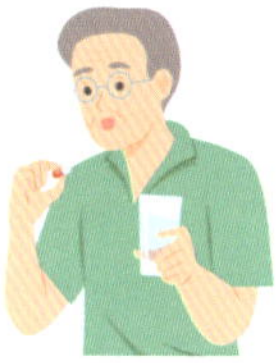

혈압이 정상이어도 혈압약은 매일 복용해야 합니다.

→ 꾸준히 먹지 않으면 혈압이 다시 올라갑니다.

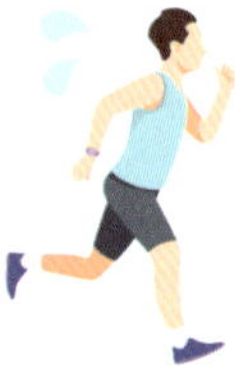

활동 중에는 혈압이 쉽게 오를 수 있습니다.

→ 운동, 긴장, 흥분할 때 특히 주의가 필요합니다.

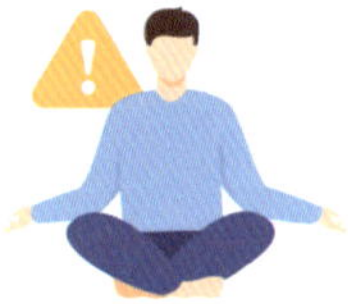

자각 증상 없이도 혈압이 급격히 오를 수 있습니다.

→ 느끼지 못해도 위험할 수 있습니다.

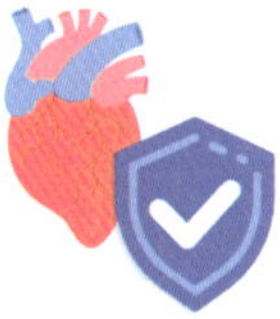

혈압약은 단순히 혈압만 낮추는 것이 아닙니다.

→ 심부전, 협심증, 뇌졸중, 콩팥병 예방에도 중요합니다.

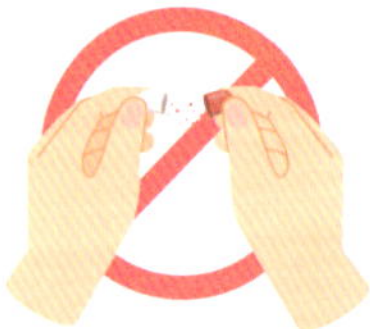

약을 건너뛰거나 나눠 먹으면

→ 치료 효과를 정확히 평가할 수 없습니다.

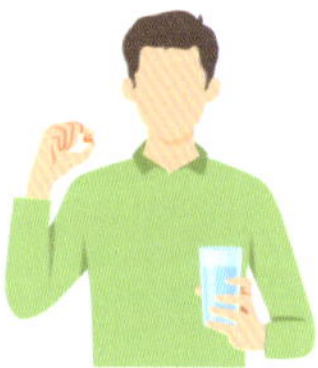

초기에 약을 잘 복용하면

→ 적은 양으로도 혈압을 안정적으로 유지할 수 있습니다.

조재형(서울성모병원 내분비내과)

고혈압 약, 언제 먹어야 하나요?

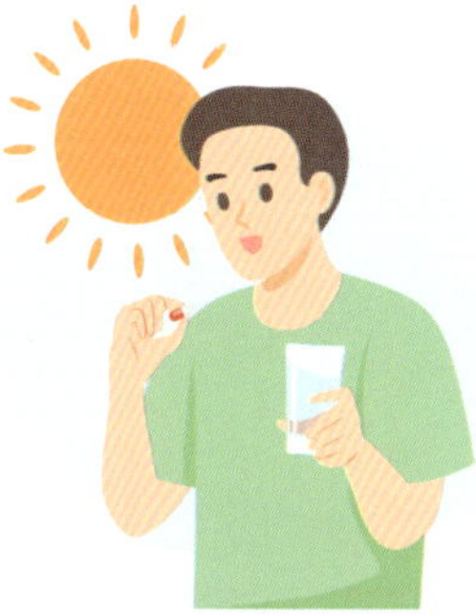

고혈압 약은 보통
아침에 물과 함께 복용하면
흡수가 가장 잘 됩니다.

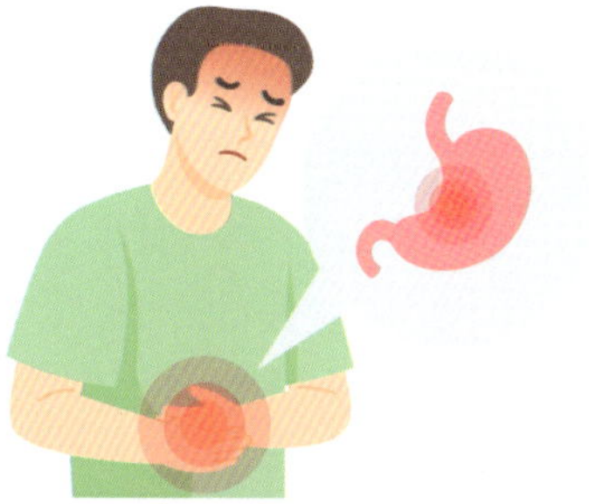

대부분 식전·식후 모두 복용 가능
위장장애가 있다면
식사 직후 복용하세요.

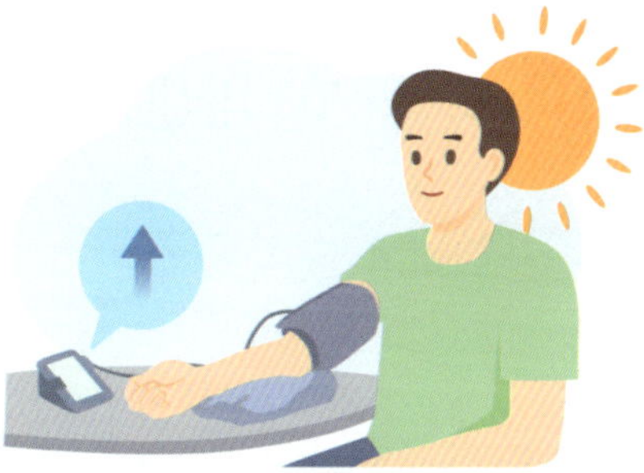

아침 혈압이 높다면
자기 전 복용도 고려할 수 있으며,
반드시 의사의 지시에 따라
복용 시간을 정해야 합니다.

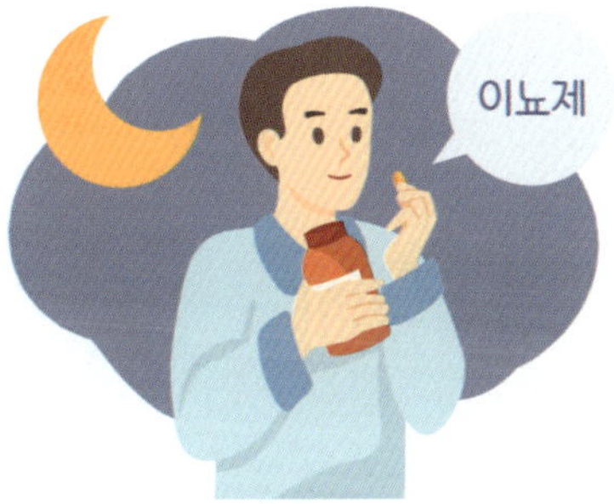

저녁 약에 이뇨제가 포함된 경우,
야간 배뇨를 피하기 위해
오후 6시 이전에 복용하세요.

고혈압 약, 깜빡했다면 이렇게 하세요!

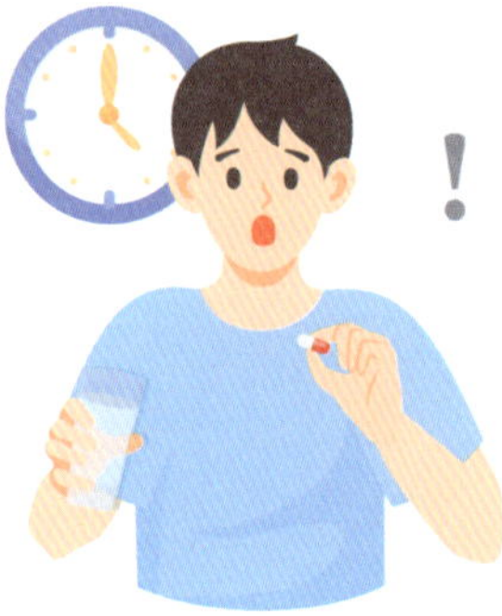

복용 시간이 조금 지났을 때

→ 지금 복용

다음 복용 시간이 가까울 때

→ 건너뛰기

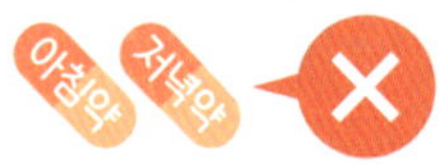

2회 분량을 한꺼번에 복용하지 마세요

복용 기록 팁

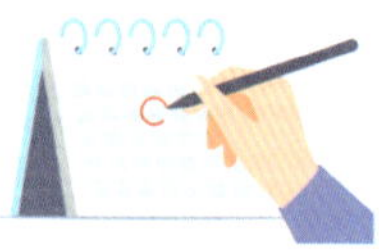

☑ 달력에 체크

☑ 복약 날짜 메모

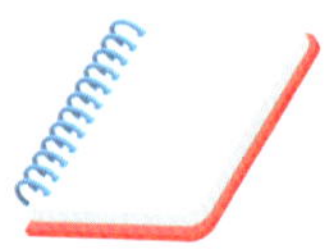

☑ 혈압 일기 작성

조재형(서울성모병원 내분비내과)

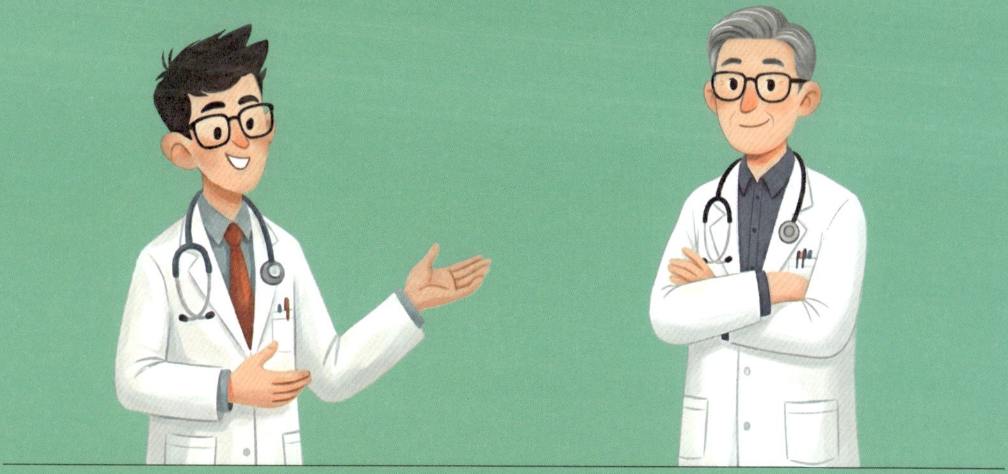

PART 8

합병증 -
미리 알고 예방하는 것이
최선의 치료

당뇨병과 고혈압은 시간이 지날수록
눈·신장·신경뿐 아니라 심장, 뇌, 발까지
다양한 장기에 합병증을 일으킬 수 있습니다.

그러나 조기 진단과 정기검진, 생활요법과 약물치료의 최적화,
그리고 표적 장기별 예방법을 실천하면
합병증의 진행을 늦추거나 억제할 수 있습니다.

이 장에서는 미세혈관·심뇌혈관 합병증의 기전과 경고 신호,
권장 검진 주기, 목표 혈당·혈압 등 치료 전략을 정리하고,
눈·콩팥·발을 보호하기 위한 영양 및 운동 지침을
체계적으로 살펴보시기 바랍니다.

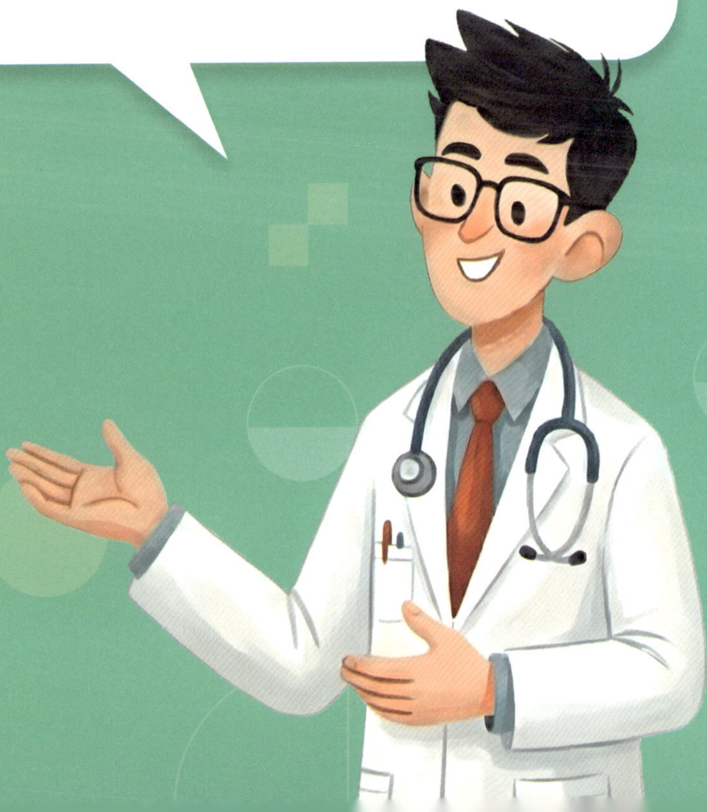

8-1

당뇨병 합병증 예방과 관리의 모든 것: A to Z

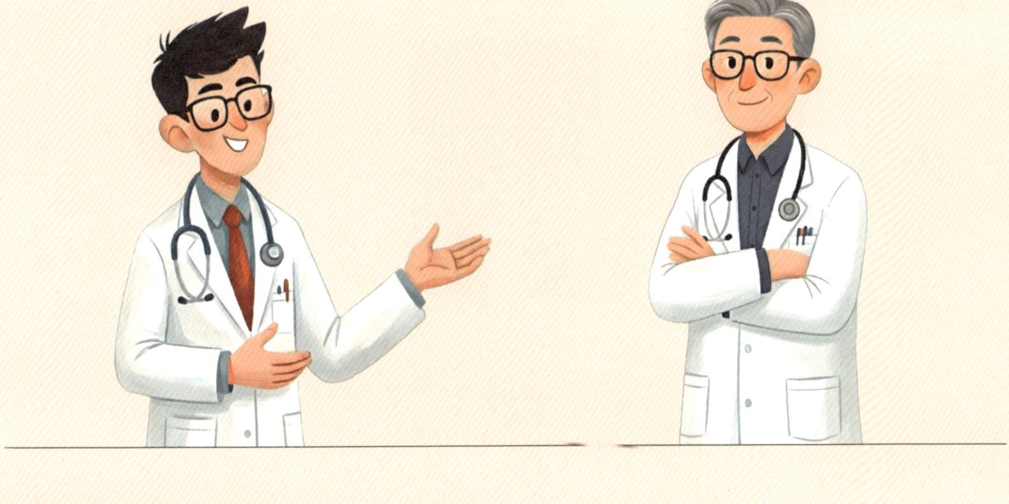

당뇨병의 합병증

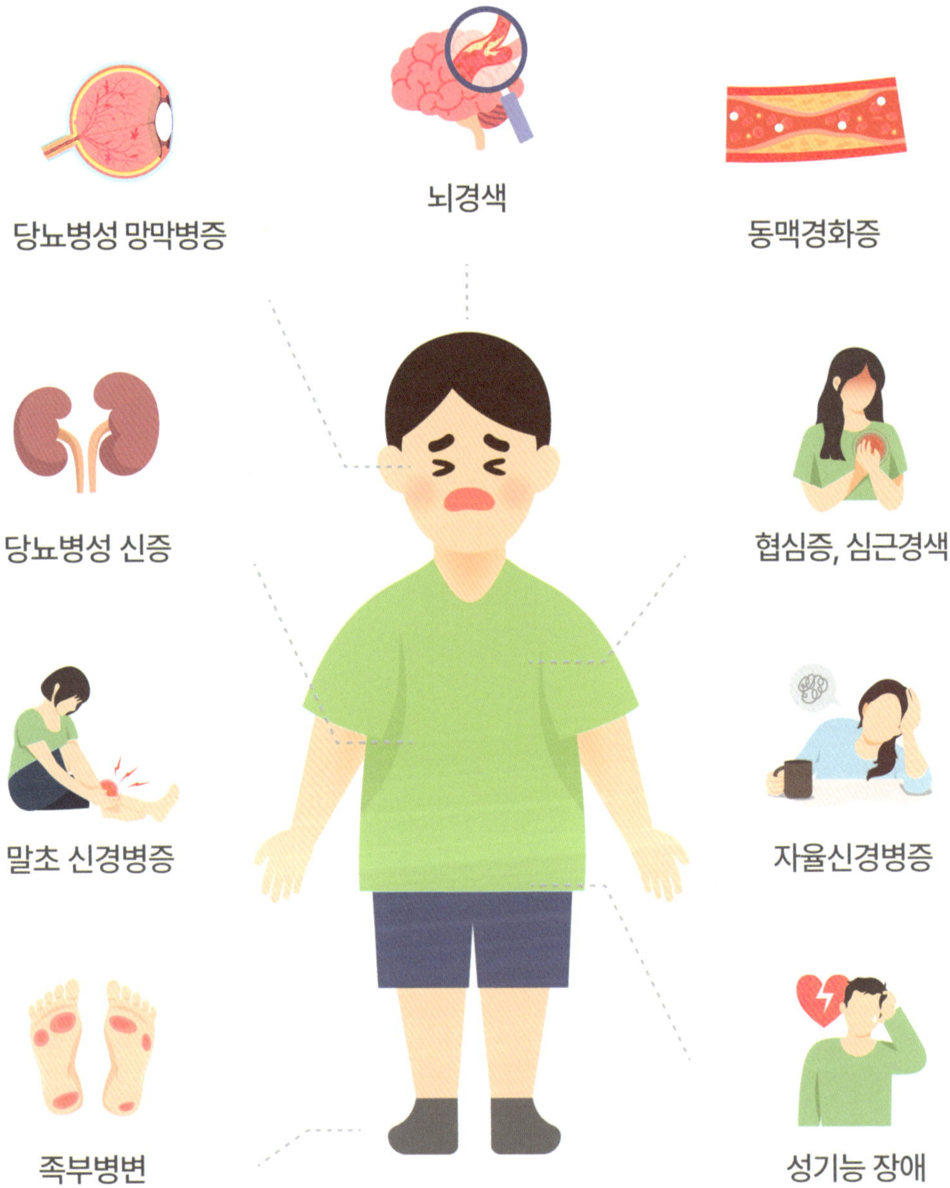

조재형(서울성모병원 내분비내과)

당뇨병과 미세혈관 합병증

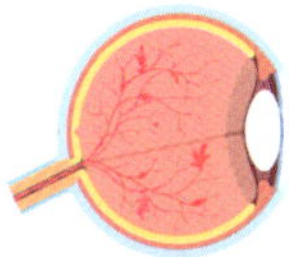

당뇨병성 망막증

눈의 미세혈관 손상으로
시력 저하 및 실명 위험 증가

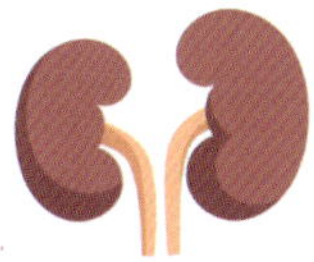

당뇨병성 신증

신장 기능 저하로
투석이 필요할 수 있음

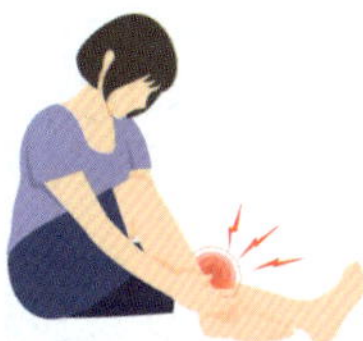

말초신경병증

신경 손상으로 손발 저림,
감각 둔화, 통증 발생

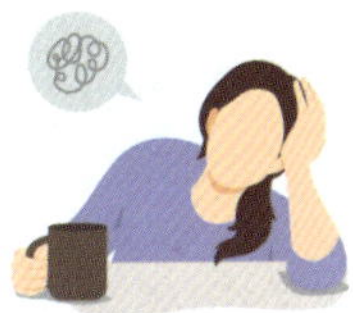

자율신경병증

위장장애, 발기부전, 저혈당 인지 저하 등
다양한 증상 유발

⚠ 미세혈관 합병증은 자각증상 없이 서서히 진행됩니다.

정기적인 검사와 혈당 관리를 통한 조기 발견이 중요합니다.

당뇨병성 망막병증 예방법

혈당 관리

- 식사, 운동, 약물로 혈당을 꾸준히 조절하세요.
- HbA1c 수치를 정기적으로 확인하세요.

혈압 관리

- 고혈압은 망막병증 악화를 빠르게 만듭니다.
- 적정 혈압을 유지하세요.
  보통 130/80mmHg 이하

정기적인 안과 검진

- 증상이 없어도 1년에 1번 이상 안과 검사를 받으세요.
- 조기 발견이 시력을 지키는 가장 좋은 방법입니다.

당뇨병이 오래되면 눈 속의 혈관이 손상되며,
시력을 잃을 수 있습니다.
조기 관리가 시력을 지키는 핵심입니다.

조재형(서울성모병원 내분비내과)

당뇨병성 망막증 합병증 환자 운동 가이드

1 안과에서 정기적인 검사하기

※ 심각한 합병증을 동반한 경우에도 시력 변화가 없는 경우가 많음

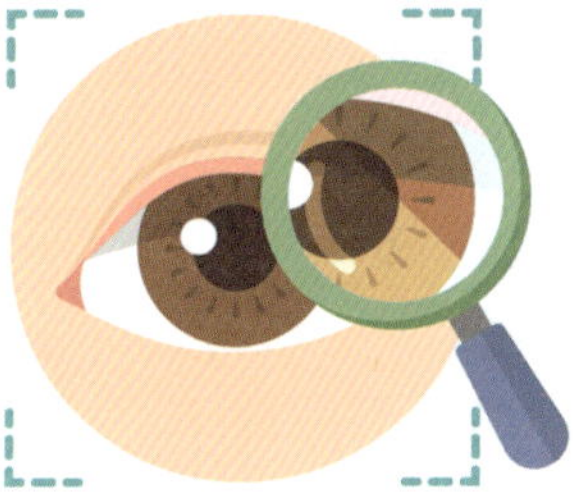

2 심한 시력 변화 시 진료받기

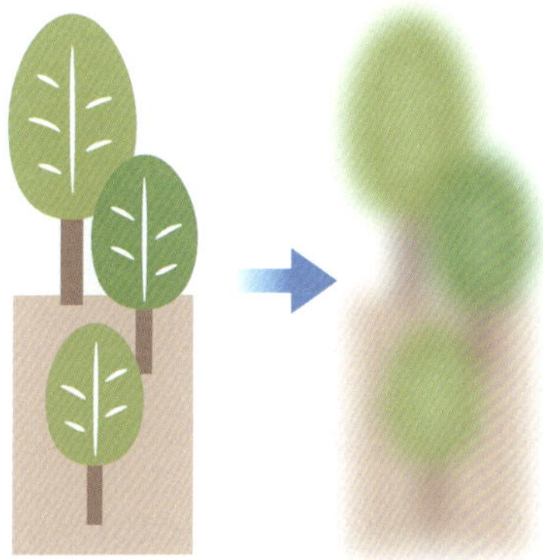

3 급격한 혈압상승 운동 피하기

※ 안구 내압이 높아져 망막 출혈, 망막박리 위험

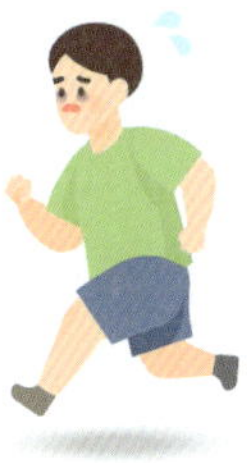

고강도 유산소

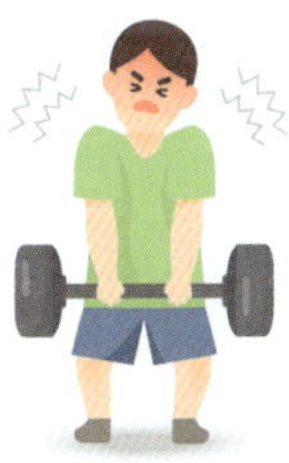

저항성 운동

4 안구 내 출혈 위험성이 있는 운동 피하기

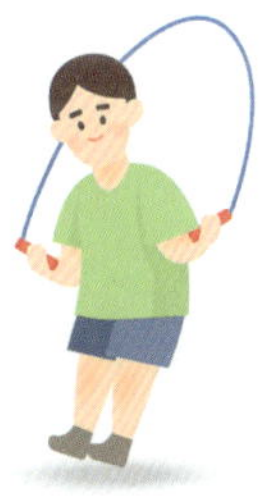

뛰어오르는 운동

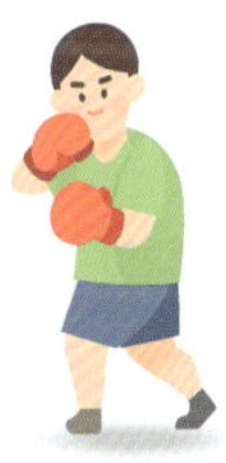

신체 접촉 운동

당뇨병성 콩팥병 환자의 하루 필요 열량은?

나의 상태와 활동량에 맞는 열량 섭취는
적정 체중을 유지하게 하고, 당뇨병성 콩팥병 치료에 도움이 돼요!

열량 부족

1. 근손실 증가
2. 신기능 저하 악화
3. 식욕저하 · 영양결핍

열량 과다

1. 체중 증가
2. 인슐린저항성 증가
3. 혈압 상승
4. 알부민뇨 증가

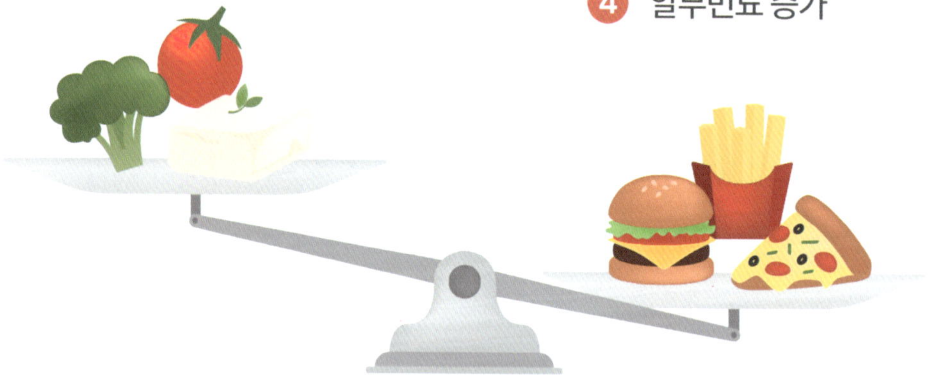

나의 1일 필요 열량 알아보기 : 하루에 나의 체중 1kg 당 30~35kcal

나의 체중 kg X 30 ~ 35 kcal = 나의 하루 필요 열량 kcal

조재형(서울성모병원 내분비내과)

당뇨병성 콩팥병 환자의 단백질 식사 계획

당뇨병성 콩팥병은 적절한 단백질 제한이 필요하며,
섭취 시 단백질의 50% 이상은 양질의 단백질로 섭취하세요!

초기

초기엔 엄격한 단백질 제한은 필요하지 않아요.

총 에너지의 20% 이상의 고단백 식사는 피해요!

진행

사구체 여과율 < 30ml / min / 1.73

나에게 맞는 적절한 단백질 제한이 필요해요!

추천 단백질 식품

살코기 / 우유 / 달걀 / 콩류

! 한번에 과다 섭취는 안돼요!

나의 적절한 단백질양 알아보기 : 하루에 나의 체중 1kg 당 0.8g

나의 체중 kg X 0.8g = 나의 하루 필요 단백질양 g

당뇨병과 심뇌혈관 합병증

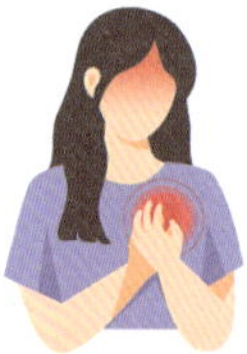

심근경색

좁아진 관상동맥으로 인해
심장에 혈류 공급이 차단

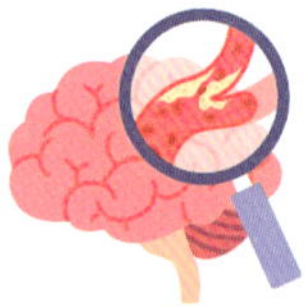

뇌졸중

뇌혈관이 막히거나 터져
뇌 손상이 발생

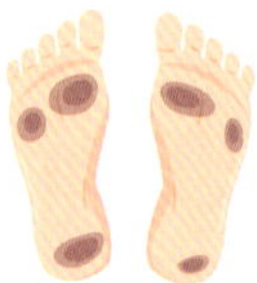

족부괴저

혈액순환 장애로 발에 상처가 나면
낫지 않아 심하면 절단까지 필요

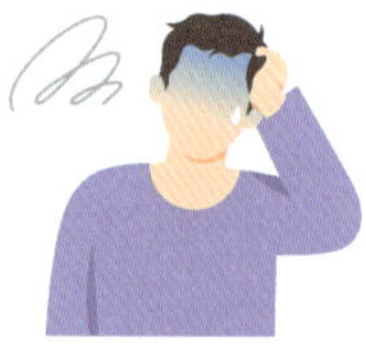

뇌졸중 후유증

두통, 반신마비, 어지럼증, 기억력 저하,
시력 상실 등이 발생

⚠ 당뇨병 환자는 심뇌혈관 질환 위험이 2~4배 높아 예방이 중요합니다.

정기적인 관리와 생활습관 개선이 필요합니다.

당뇨병 환자의 심뇌혈관 합병증 예방 수칙

혈당 조절

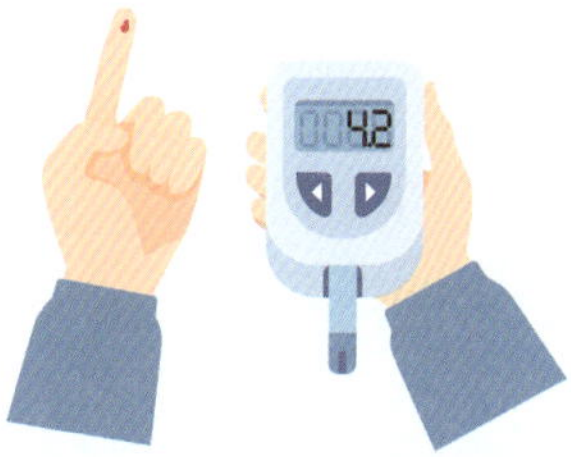

정기적으로 혈당을 확인하고,
약물과 생활습관을 통해
목표 혈당을 유지합니다.

혈압 조절

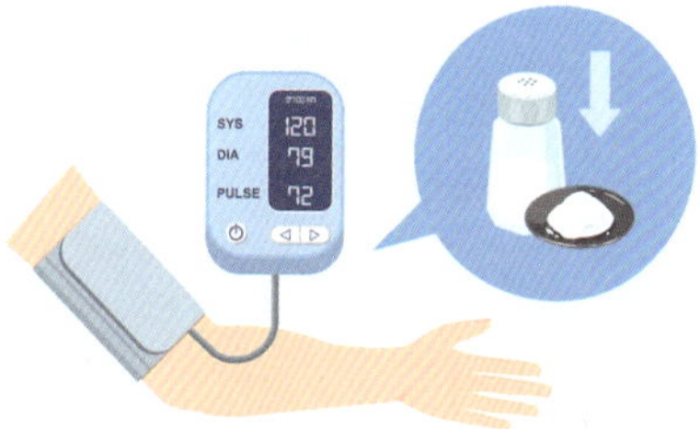

정상 혈압을 위해 혈압약을 복용하고
짠 음식은 줄이며 운동을 실천합니다.

이상지질혈증 조절

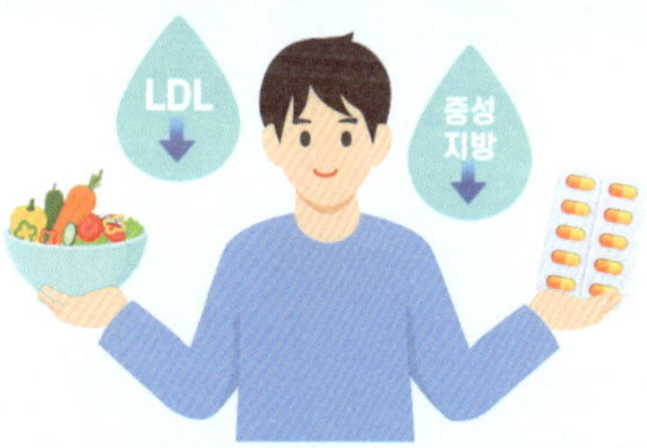

LDL-콜레스테롤과 중성지방을
조절하기 위해 식습관을 개선하고
약물 치료를 병행합니다.

금연

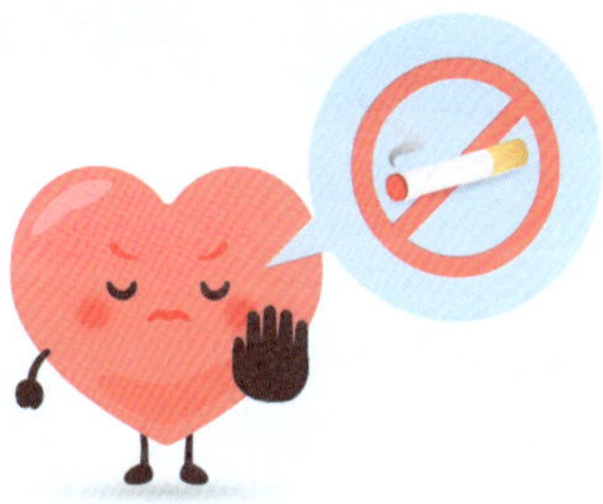

흡연은 혈관 손상을 악화시키므로
반드시 금연해야 합니다.

당뇨병성 족부병변이란 무엇인가요?

당뇨병으로 인해 발의 감각이 둔해지고 혈액순환이 나빠져, 작은 상처도 잘 낫지 않고 궤양이나 괴사로 악화되는 상태

혈당 조절 불량과 혈관 손상

높은 혈당은 혈관을 좁고 딱딱하게 만들어 혈액순환을 방해합니다.
발끝까지 산소와 영양 공급이 줄어듭니다.

↓

말초 신경 손상

혈당 때문에 신경이 손상되면 발 감각이 둔해집니다.
작은 상처나 통증을 느끼지 못해 방치하기 쉽습니다.

↓

외상과 궤양 발생

감각이 떨어진 발에 상처가 생기면 잘 낫지 않고,
염증이 생겨 궤양으로 발전할 수 있습니다.

↓

절단 위험

심한 궤양과 감염이 지속되면
발가락이나 발 일부 절단이 필요할 수 있습니다.

예방과 관리

- 철저한 혈당 관리
- 정기 족부 검사
- 매일 발 상태 확인
- 편안한 신발과 발 보습
- 상처 발견 시 즉시 치료

조재형(서울성모병원 내분비내과)

당뇨병성 족부병증의 증상

당뇨병성 족부병증은 당뇨병을 앓고 있는 사람의
발에 생길 수 있는 모든 병변입니다.

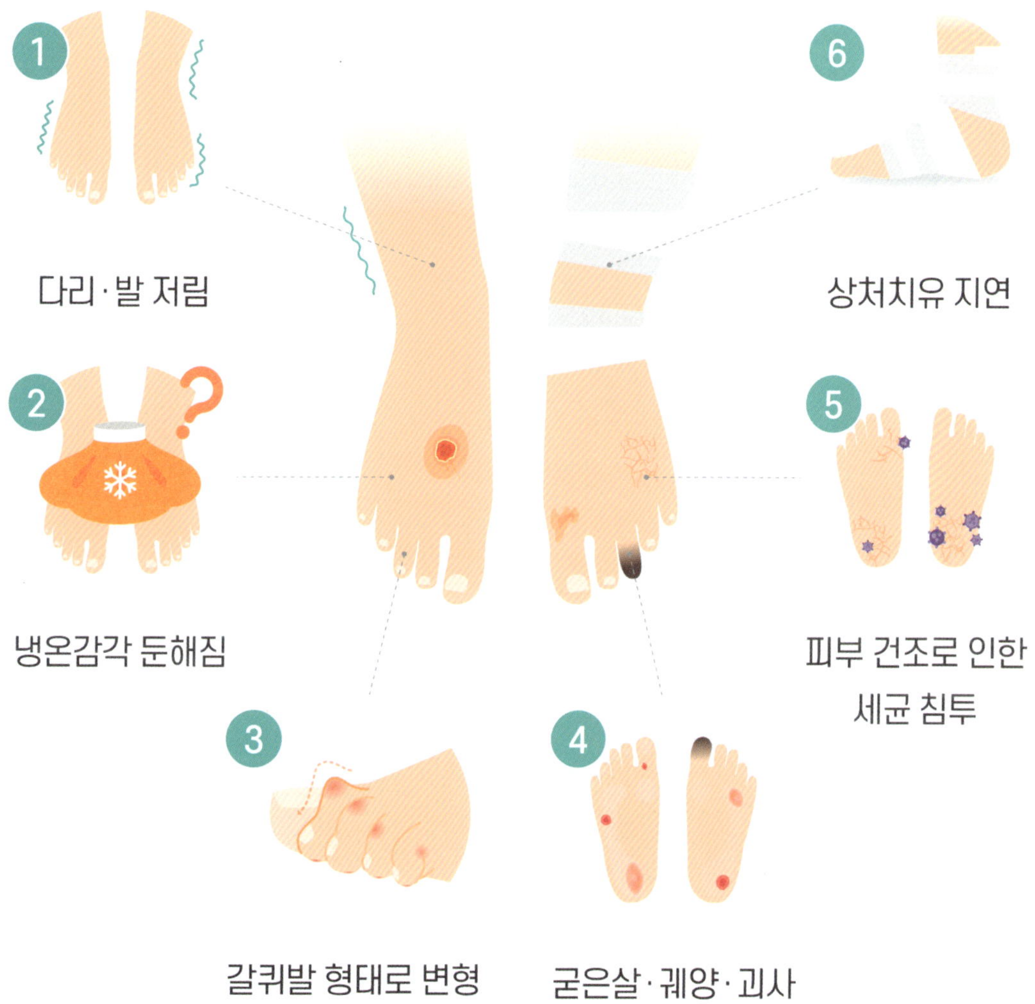

당뇨병성 족부궤양 예방법 알아보기

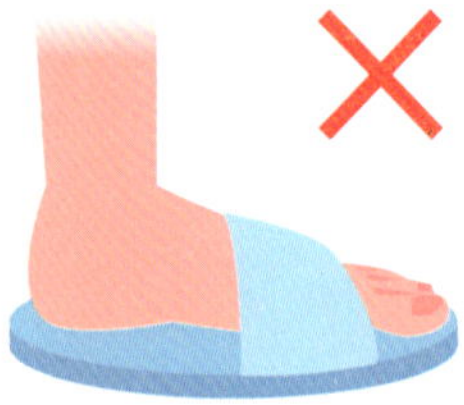

맨발이나 슬리퍼 피하기

새 신발은
발이 눌리는 부분이
없는지 확인해요!

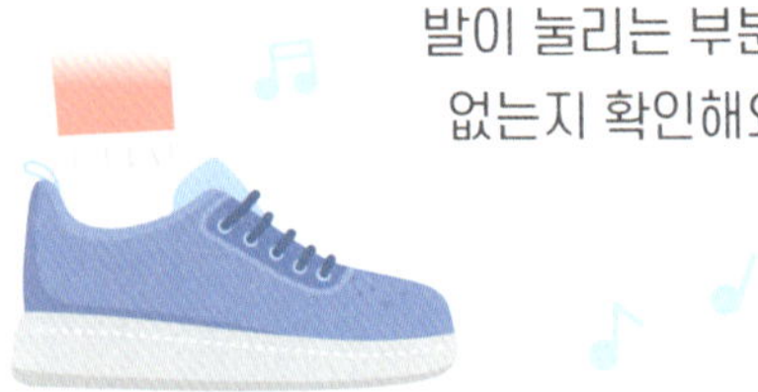

꽉 끼지 않고 편안한 신발 신기

크림을 바를 땐
발가락 사이는 피해요!

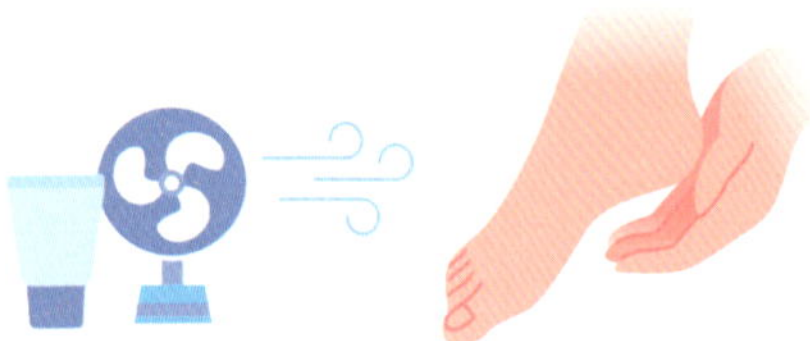

발을 깨끗이 씻고 완전히 말리기

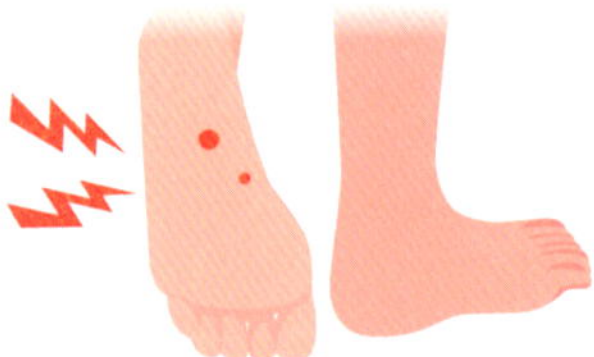

외출 뒤 상처가 있는지 확인하기

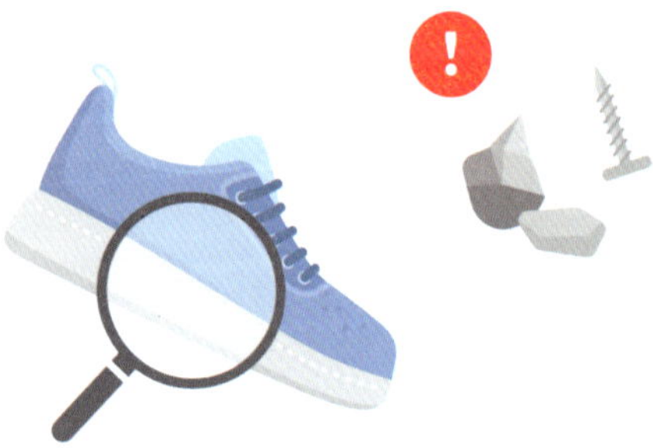

신발 안에 이물질이
있는지 자주 확인하기

돌이나 뾰족한 것을 느끼지 못해
궤양이 생길 수 있어요!

1 2

당뇨병성 족부궤양 예방법 알아보기

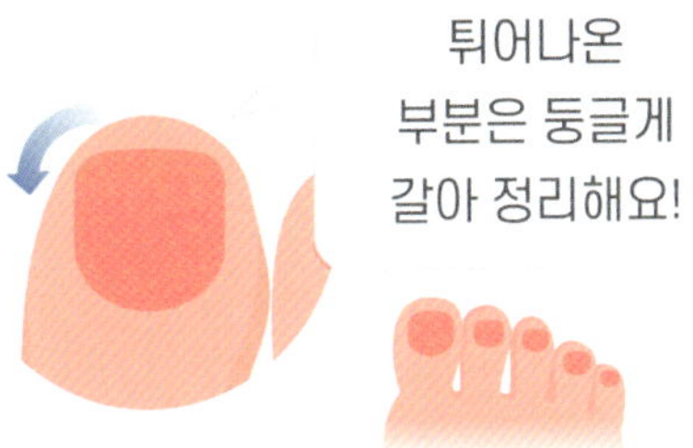

발톱은 - 자로 깎고 정리하기

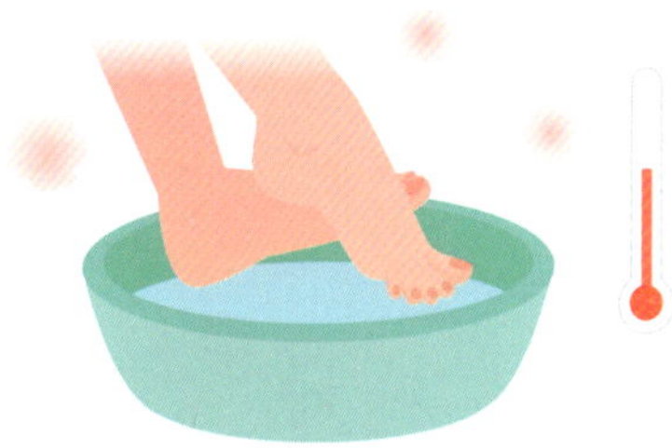

팔꿈치로 온도 확인하고 발 넣기

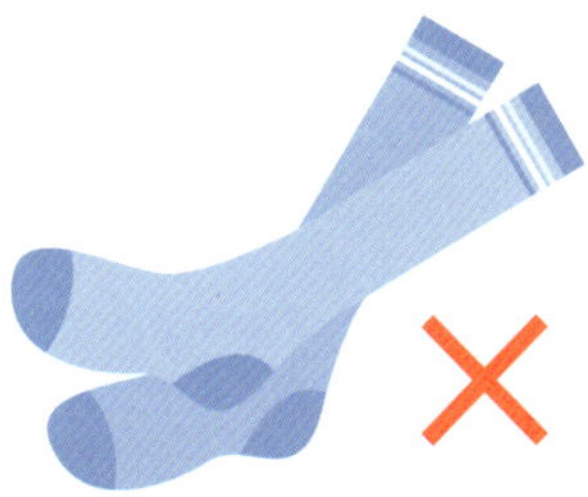

피가 잘 안 통하는 긴 양말 피하기

전기장판 이용 시 온도 조절하기

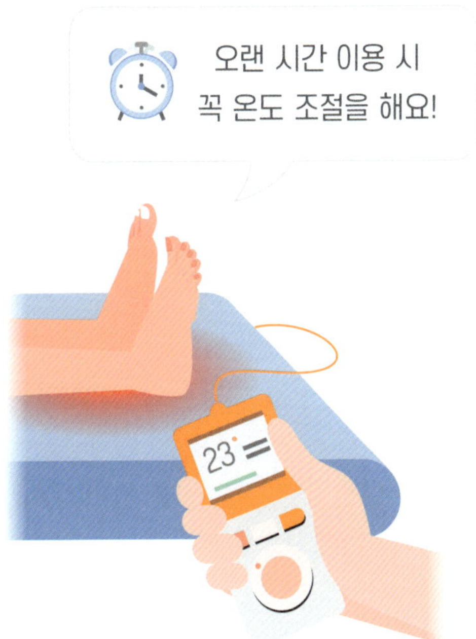

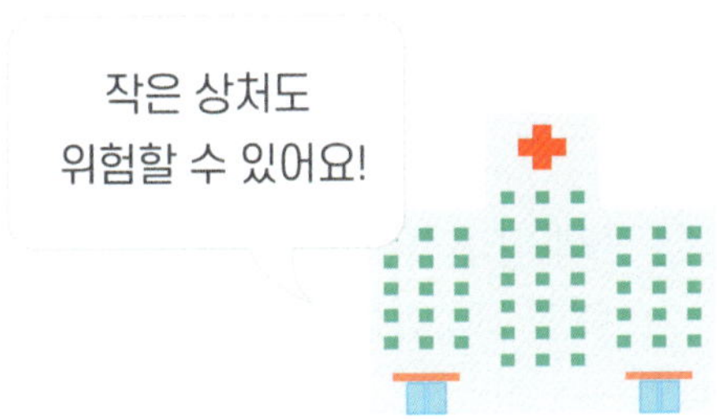

발에 상처가 나면 반드시 병원가기

2 | 2

당뇨병 합병증과 정기검진(1)

안저검사 (망막검사)

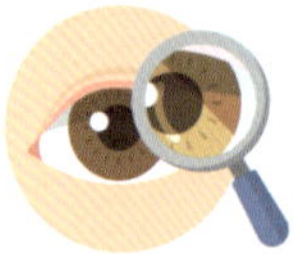

고혈당은 당뇨망막병증을
유발할 수 있어 실명 위험이 있음

진단 초기 이후 1년에 1회 이상
안과검진 필요

신경검사 (말초신경검사)

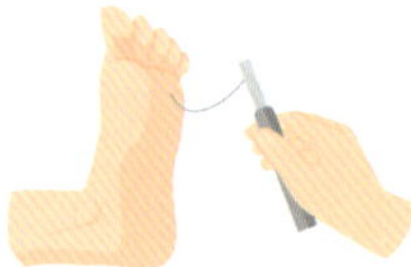

감각 저하로 상처를 인지 못해
족부궤양 · 절단 위험 증가

진단 후 매년 1회 이상
감각/운동 신경검사 권장

심혈관계 검사 (심전도 등)

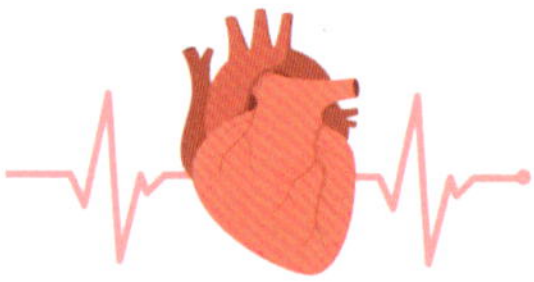

당뇨병은 심근경색, 뇌졸중 등
심혈관 질환 위험을 2~4배 높임

심혈관 증상(가슴 통증 등) 있거나,
고위험군은 정기검사 필요

신장기능 검사 (Cr, eGFR)

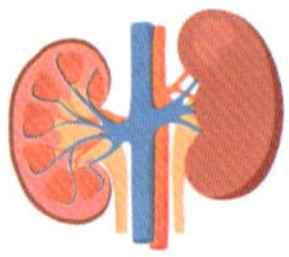

당뇨병은 만성콩팥병의
주요 원인 중 하나

혈청 크레아티닌(eGFR) 측정은
매년 1회 이상 권장

☑ 검사 주기와 항목은 개인 상태에 따라 달라질 수 있으니, 의료진과 상담해 조정하세요.

조재형(서울성모병원 내분비내과)

당뇨병 합병증과 정기검진(2)

지질검사 (콜레스테롤, 중성지방)

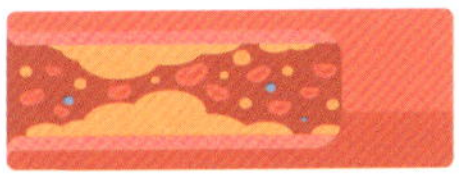

지질 이상은 심혈관 합병증의
중요한 위험요소

총콜레스테롤, LDL, HDL, TG는
1년에 1회 이상 측정 권장

소변 알부민 검사 (미세단백뇨)

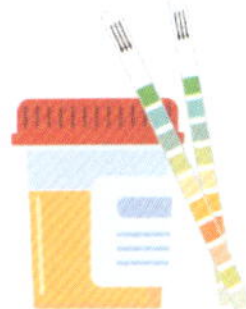

당뇨병성 신증의 가장 초기 징후

소변 알부민/크레아티닌 비율(UACR)
측정 필요, 진단 후 매년 검사 권장

족부검사

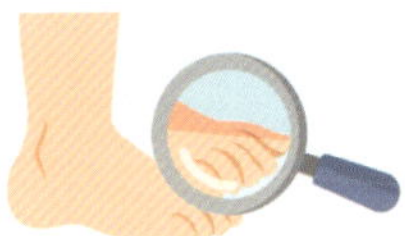

말초신경병증과 혈류장애가
발 상처로 이어질 수 있음

발 상태, 감각, 맥박 등
매년 확인 필요

당화혈색소 검사 (HbA1c)

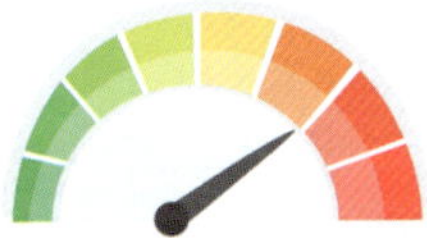

혈당 조절 상태를 반영해
치료 조절에 핵심적인 지표

3~6개월마다 측정

☑ 검사 주기와 항목은 개인 상태에 따라 달라질 수 있으니, 의료진과 상담해 조정하세요.

8-2

고혈압 합병증, 예방과 관리로 삶의 질을 지키는 법

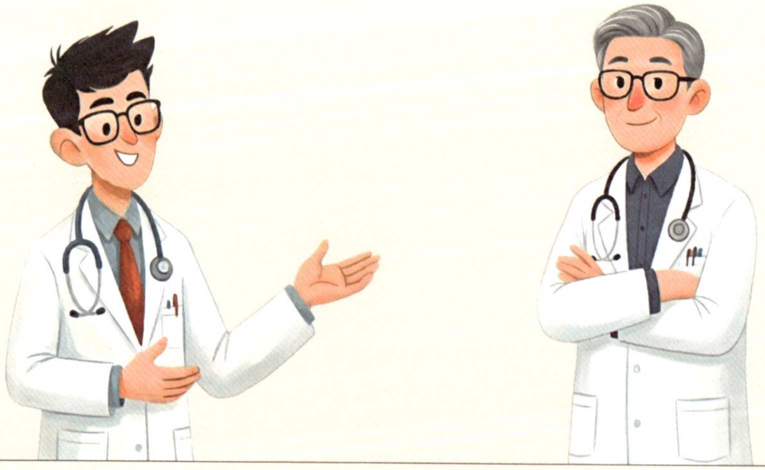

고혈압은 어떤 장기에 영향을 줄까요?

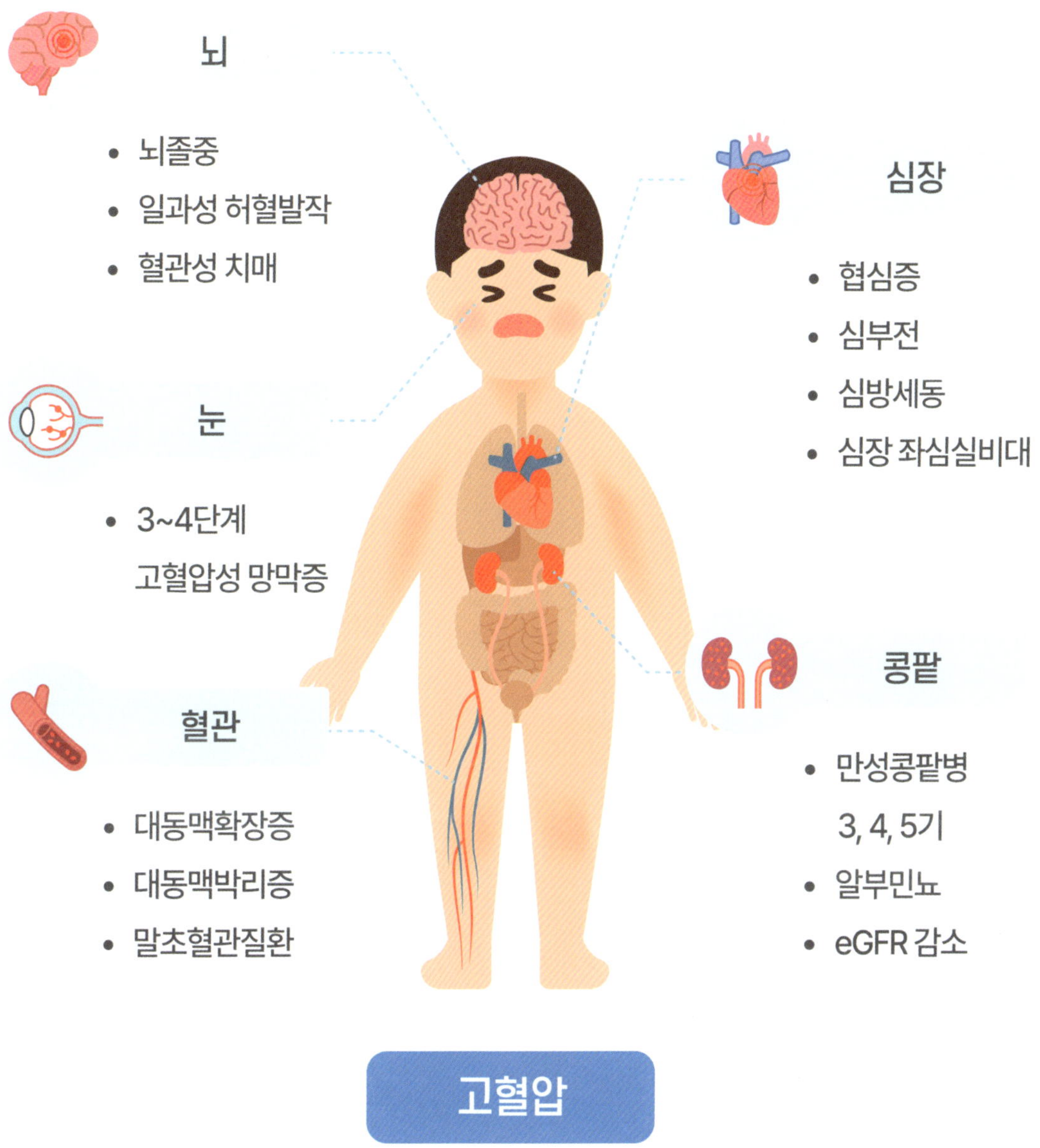

고혈압과 심장 질환의 상관관계

혈압이 140/90mmHg 이상이면, 심장질환이 생길 위험이 높아집니다.

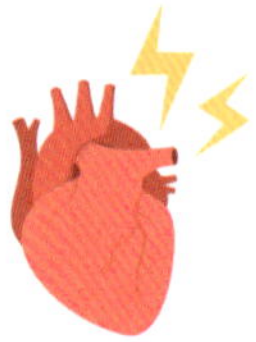

심부전

- 남성 4.0배 ↑
- 여성 3.0배 ↑

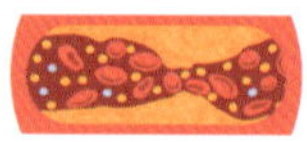

관상동맥질환

- 남성 2.0배 ↑
- 여성 2.2배 ↑

혈압을 낮추면 어떤 이점이 있을까요?

혈압을 5mmHg만 낮춰도

- 주요 심혈관 사건 위험 10% ↓
- 허혈성 심장질환 8% ↓
- 심부전 13% ↓
- 심혈관 사망률 5% ↓

혈압을 10mmHg 낮추면

- 관상동맥질환 위험 17% ↓
- 심부전 위험 28% ↓
- 전체 사망률 13% ↓

고혈압으로 발생할 수 있는 심장 합병증

고혈압성 심장병의 진행

부정맥

심방세동, 심실성 부정맥 등
- 돌연사 위험 증가

좌심실 비대

심장 벽이 두꺼워져
탄성이 떨어지고,
심장 기능 저하 유발

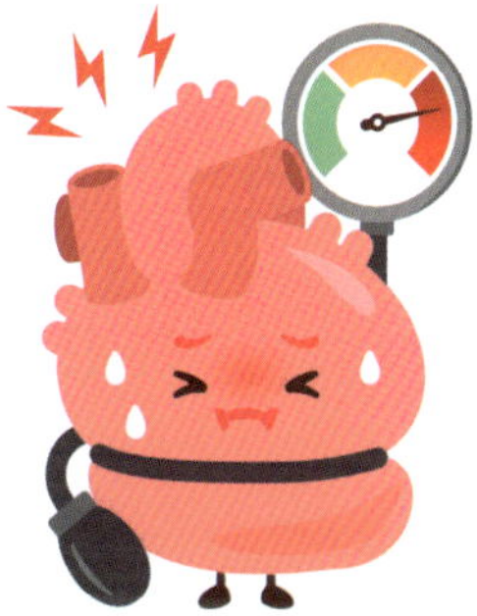

관상동맥질환

큰 혈관과 미세혈관
모두 손상
- 심근허혈, 협심증, 심근경색

심방 확장

심방세동 등
부정맥 발생 위험 증가

심부전

수축 또는 이완 기능 저하로
심장의 펌프 능력 감소

고혈압과 뇌혈관 질환의 상관관계

혈압이 140/90mmHg 이상이면,
뇌혈관 질환이 생길 위험이 높아집니다.

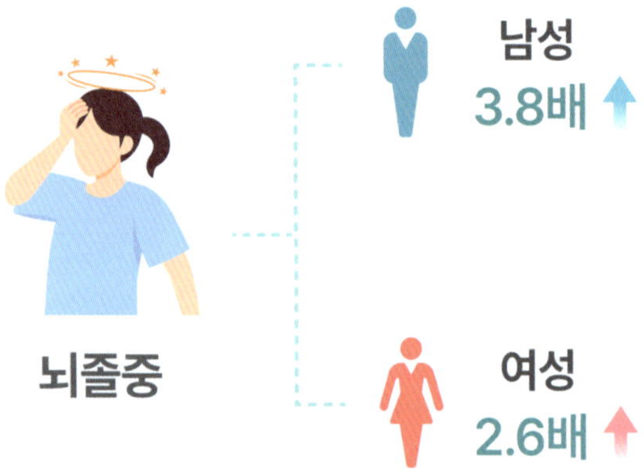

혈압을 낮추면 어떤 이점이 있을까요?

혈압을 5mmHg만 낮춰도

- 주요 심혈관 사건 위험 10% ↓
- 뇌졸중 13% ↓
- 심혈관 사망률 5% ↓

혈압을 10mmHg 낮추면

- 뇌졸중 위험 27% ↓
- 전체 사망률 13% ↓

고혈압으로 발생할 수 있는 뇌 합병증

고혈압과 관련된 주요 뇌질환

뇌졸중

뇌혈관이 막히거나 터져
발생하는 급성 질환

- 고혈압은 뇌졸중의 가장 중요한 원인
- 혈압이 높을수록 위험이 급격히 증가

뇌경색

전체 뇌졸중의 약 85%,
혈관이 막힘

- 혈압이 높을수록 발생률 증가

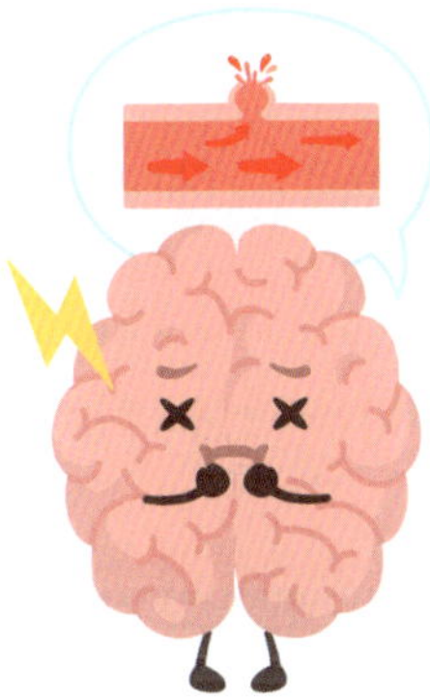

뇌출혈/지주막하출혈

혈관이 터져 발생

- 고혈압이 오래되면 혈관벽이 약해져 출혈 위험이 증가

인지기능 저하

기억력, 사고력, 집중력 저하

- 중년의 고혈압이 노년에 인지기능 저하와 관련
- 혈압의 급격한 변동도 위험 요인

치매 (혈관성+ 알츠하이머)

진행성 인지장애 질환

- 고혈압은 미세혈관 손상과 알츠하이머의 원인 중 하나인 베타아밀로이드 침착 증가
- 백질이 약해지고 뇌경색이 누적되면서 치매로 이어짐

고혈압이 눈에 미치는 영향

혈압이 지속적으로 높으면 눈 속의 중요한 구조인
망막이 손상되어 시력이 떨어질 수 있습니다.

고혈압이 직접 원인이 되어 발생하는 눈 질환

고혈압성 망막병증

망막의 혈관이 좁아지거나
손상되면서 시력이 서서히
떨어질 수 있음

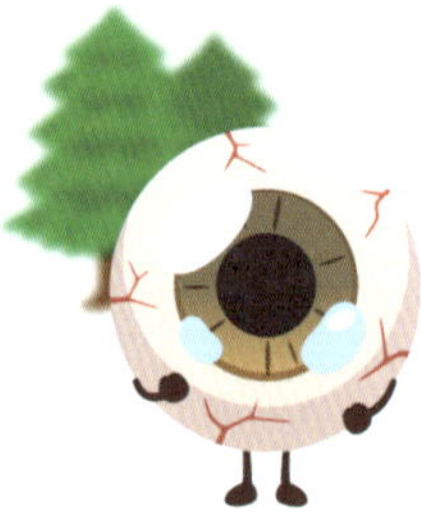

고혈압성 맥락막병증

망막 아래 혈관층(맥락막)에
손상이 생기며 드물게
급격한 시력 저하를 일으킴

고혈압성 시신경병증

심한 고혈압은 시신경에 부종을 일으켜
시야 장애나 시력 손실로 이어질 수 있음

고혈압이 위험요인 중 하나로 작용하는 눈 질환

당뇨망막병증	고혈압이 있으면 당뇨병이 없는 사람보다 더 빨리, 더 심하게 망막 손상이 진행
망막혈관 폐쇄	망막 정맥이나 동맥이 막혀 갑작스러운 시력 상실을 일으킬 수 있음
망막색전 · 동맥류	혈압이 높으면 눈 속 혈관에 작은 색전(찌꺼기)이 생기거나, 혈관이 약해져 동맥류가 발생할 수 있음
앞쪽 허혈성 시신경병증 (AION)	눈으로 가는 혈류가 줄어들며 시신경이 손상되어 시야결손이 생김

고혈압성 망막병증, 전신 건강의 경고등

단계별로 진행하는 고혈압성 망막병증

고혈압이 지속되면 망막의 혈관에 변화가 생기며,
증상이 단계적으로 진행됩니다.

경증

망막 동맥이
좁아지고 굳어짐

중등도

망막 출혈, 면화반,
삼출물 형성

중증

시신경 유두 부종
→ 응급 조치 필요

고혈압성 망막병증이 의미하는 것

망막은 눈뿐 아니라, 뇌, 심장, 콩팥 같은 주요 장기의
혈관 상태를 비추는 창입니다. 고혈압성 망막병증이 있다면,
다음과 같은 질환 위험도 함께 높아질 수 있습니다.

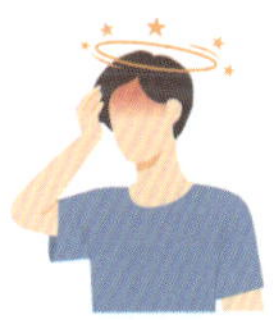

뇌졸중

망막에 출혈이나 면화반이
보이면, 뇌졸중 가능성이
높습니다.

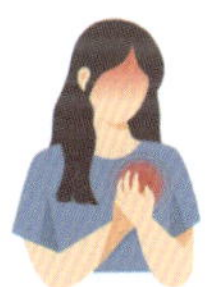

심장병

고혈압성 망막병증이 있으면
관상동맥질환이나 심장 비대가
동반될 수 있습니다.

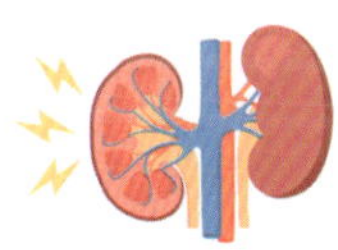

콩팥 손상

망막의 혈관 상태는
신장 혈관의 건강을 반영하며,
만성 콩팥병과 관련이 있습니다.

고혈압이 콩팥을 망가뜨리는 과정

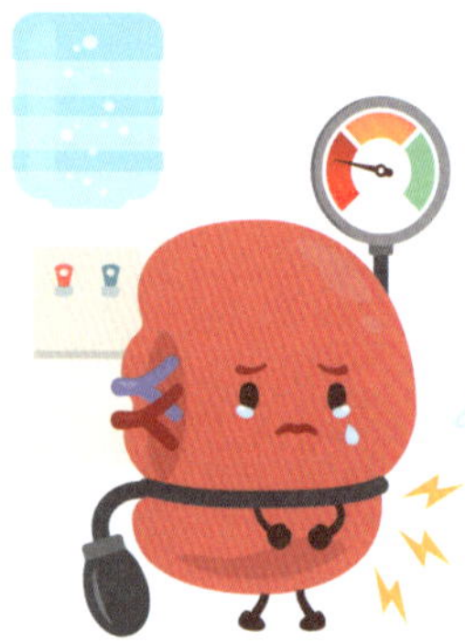

콩팥은 우리 몸의 혈액 정수기입니다.

고혈압은 콩팥 속 필터(사구체)를 손상시켜 단백뇨를 유발합니다. 방치하면 만성 콩팥병으로 진행되고, 결국 투석이나 이식이 필요한 말기신부전에 이를 수 있습니다.

① 사구체 내 고혈압

높은 혈압으로 콩팥 속 **모세혈관 압력**이 증가하면서 **단백뇨**가 생깁니다.

② 사구체 필터 기능 이상

고혈압은 사구체의 **투과성**을 손상시켜, **단백질이 소변으로 빠져나가게** 만듭니다.

③ 유전자 변화

고혈압 관련 호르몬인 **안지오텐신 II**가 사구체 세포 구조를 망가뜨려 **필터 기능이 저하됩니다.**

④ 섬유화 진행

손상이 반복되면 콩팥 조직이 굳는 '섬유화'가 진행되고, **콩팥 기능이 점점 떨어지게** 됩니다.

콩팥을 지키는 치료 전략과 목표 혈압

어떤 약이 콩팥을 지켜줄까요?

RAS 억제제

- 사구체 내 압력을 낮추고 단백뇨를 줄이는 **가장 효과적인 치료제**입니다.
- **단백뇨가 많을수록 효과가 크며**, 혈압이 정상이더라도 사용할 수 있습니다.
- 대표 약제: **ACE 억제제, ARB**

추가 약제

- RAS 억제제만으로 혈압이나 단백뇨 조절이 부족할 경우 함께 사용합니다.
- 혈압을 더 낮추고, 단백뇨 감소 효과를 높입니다.
- 대표 약제: **칼슘채널차단제(CCB), MRA(스피로노락톤, 피네레논)**

혈압을 얼마나 낮춰야 콩팥을 보호할 수 있을까요?

단백뇨가 있는 경우

수축기 혈압을 130mmHg 미만으로 낮추는 것이 좋습니다.
➡ 말기신부전 진행을 늦추고, 생존률을 높일 수 있습니다.

단백뇨가 없는 경우

140/90mmHg 미만을 목표로 합니다.
➡ 사망률을 줄이는 데 도움이 됩니다.

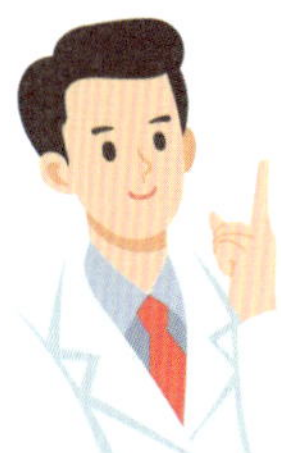

식이요법도 중요합니다

- **염분 섭취를 줄이는 저염식 식이요법**은 혈압과 단백뇨를 함께 낮춰줍니다.
- RAS 억제제의 효과도 **더 높아집니다.**

고혈압 합병증과 정기검진

고혈압이 있다면 이런 정기검진 꼭 챙기세요.

뇌

문진, 필요 시 뇌 MRI, 인지 기능 검사

뇌졸중 위험, 혈관 손상, 기억력 저하, 치매 위험성 확인

눈(망막)

산동 후 안저검사

망막 혈관 손상 확인
- 눈을 통해 전신 혈관 건강까지 점검 가능

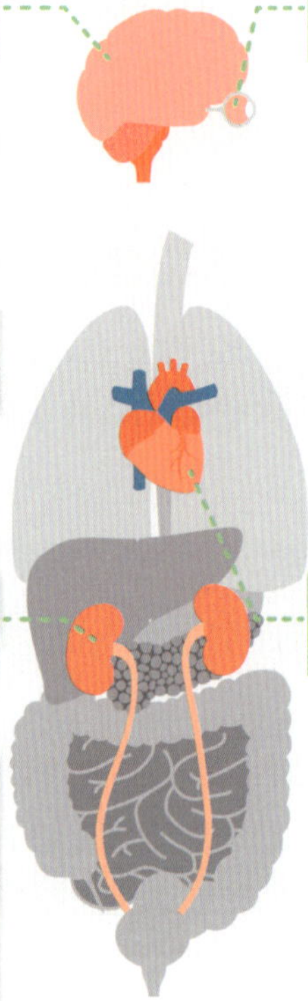

콩팥

소변검사(단백뇨), 혈액검사(크레아티닌, eGFR), 24시간 소변 나트륨

고혈압성 신장 손상 및 만성 콩팥병 진행 정도 확인

심장

심전도, 심초음파

심장이 두꺼워지는 좌심실 비대, 심부전, 심방세동 등 조기 발견 가능

고혈압은 심장, 뇌, 콩팥, 눈까지 전신 장기에 서서히 손상을 일으키지만 대부분 증상이 없어 놓치기 쉽습니다. 따라서 정기검진을 통해 합병증 여부를 미리 확인하는 것이 매우 중요합니다.

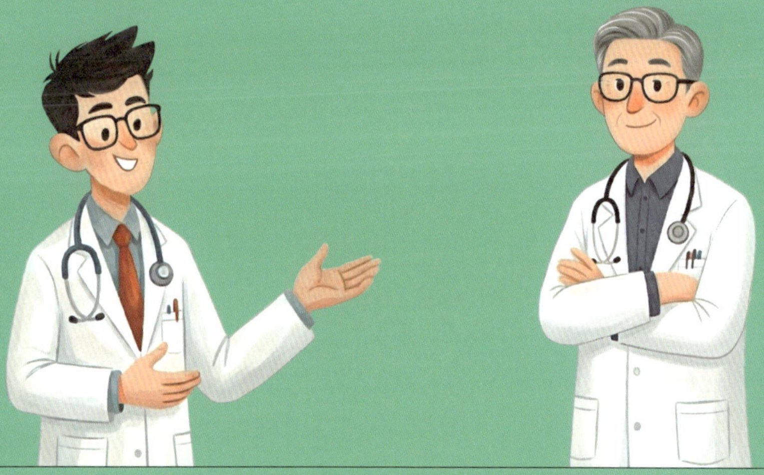

PART 9

술과 담배 - 가장 강력한 생활 위험 요인

술과 담배는 혈당·혈압 조절은 물론
심혈관 건강에도 직접적인 영향을 미칩니다.

이 장에서는 당뇨병·고혈압 환자를 위한 음주 가이드,
흡연이 미치는 영향과 금연 후 회복 과정,
그리고 효과적인 금연치료 방법을 단계적으로 안내합니다.

현재의 생활습관을 점검하고 실천 가능한 목표를 세워,
위험을 줄이고 치료 효과를 극대화하는
건강한 생활전략을 완성해 보시기 바랍니다.

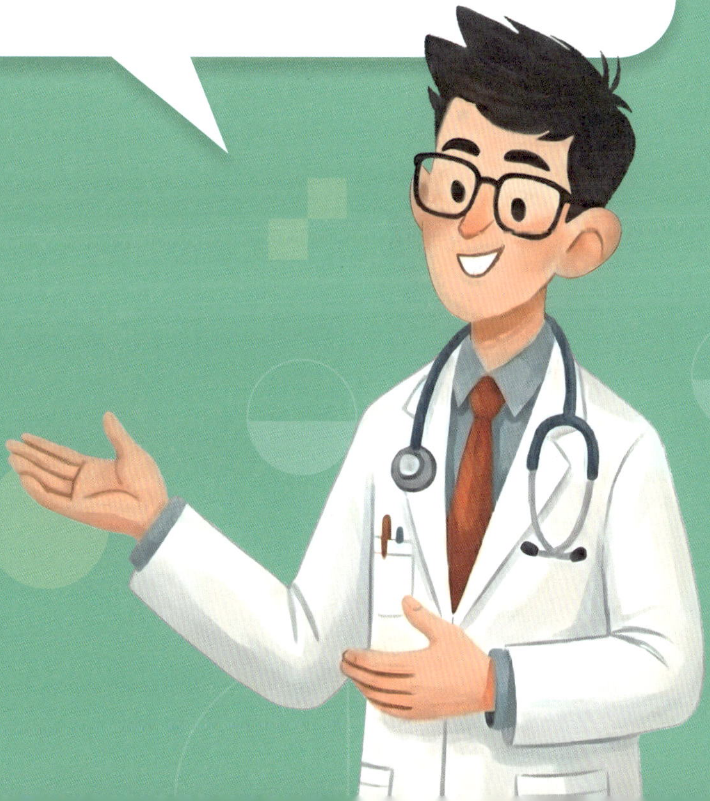

9-1

술, 마셔도 될까?
당뇨병·고혈압 환자의 올바른 음주법

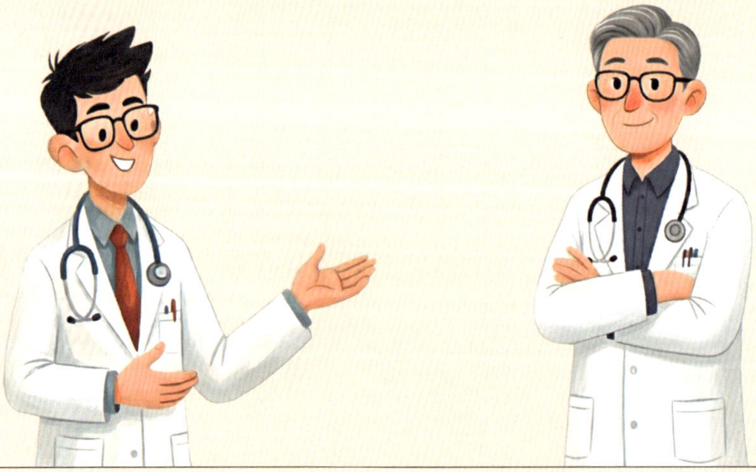

당뇨병 환자를 위한 알코올 섭취 가이드

01

당뇨에 술은 왜 위험한가요?

인슐린 저항성을 높여 **고혈당** 유발, 췌장에 부담

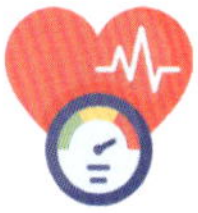

당뇨약 복용, 인슐린 주사 시 **저혈당** 위험 증가

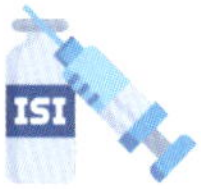

고칼로리로 **복부 비만** 및 **지방간** 유발

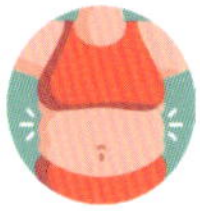

말초신경장애, 췌장 질환 등 **합병증** 발병을 촉진

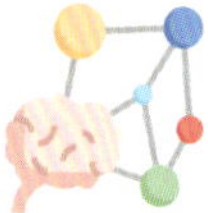

02

당뇨 환자의 음주원칙

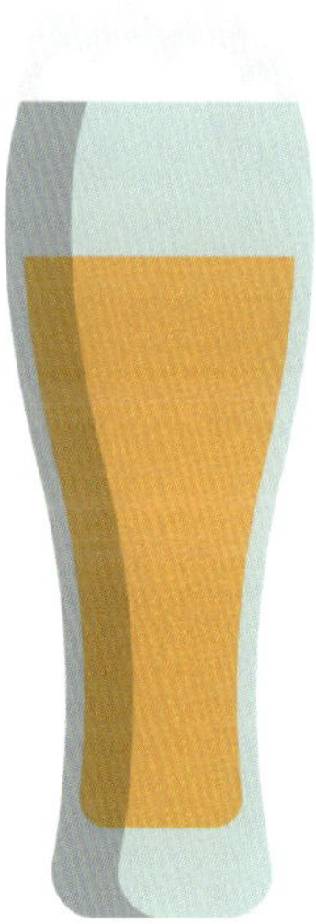

남자 2잔, 여자 1잔 이내가 적당해요.

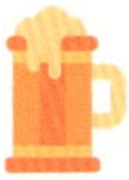

혈당 조절이 잘 되는 경우에만 주 1~2회 섭취해요.(간질환, 고지혈증, 비만의 경우 제한)

당분 많은 술은 피해요.

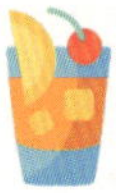

과실주, 곡주, 칵테일 등 당분 많은 술은 피하고 도수 높은 술은 희석해서 천천히 마셔요.

공복상태나 운동 직후는 술을 마시지 않아요!

식사 시 고기, 생선만 먹지 않고 탄수화물도 적정량 함께 섭취해요.(밥, 국수, 빵, 감자 등)

저혈당을 주의해요!

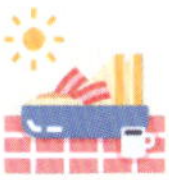

음주 후 8~12시간까지 혈당이 떨어질 수 있어요. 아침 저혈당 위험이 있어 아침을 꼭 드세요.

고혈압 환자와 술

Q
술이 왜 나쁜가요?

체중 증가
알코올 1g당 7kcal로 **고열량**, 배부름을 못 느껴 **과식** 유발

심장에 무리
혈압 상승, **맥박** 불규칙, **심혈관질환** 위험 증가

술 1병당 도수, 칼로리 및 알코올 함량

술 종류별 하루 적정 섭취량

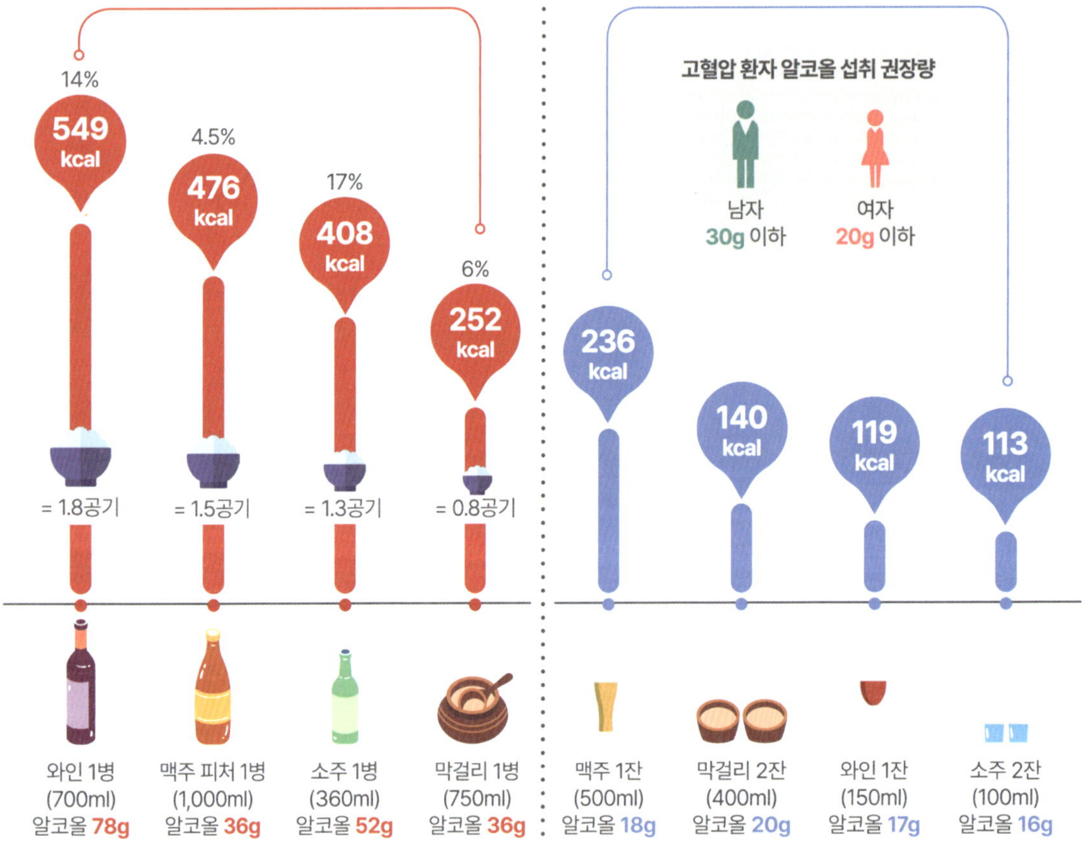

14%
549 kcal
= 1.8공기
와인 1병 (700ml) 알코올 78g
4.5%
476 kcal
= 1.5공기
맥주 피처 1병 (1,000ml) 알코올 36g
17%
408 kcal
= 1.3공기
소주 1병 (360ml) 알코올 52g
6%
252 kcal
= 0.8공기
막걸리 1병 (750ml) 알코올 36g
고혈압 환자 알코올 섭취 권장량
남자 30g 이하
여자 20g 이하
236 kcal
맥주 1잔 (500ml) 알코올 18g
140 kcal
막걸리 2잔 (400ml) 알코올 20g
119 kcal
와인 1잔 (150ml) 알코올 17g
113 kcal
소주 2잔 (100ml) 알코올 16g

9-2

담배, 이 악연을 끊어야 내 건강도 지킨다!

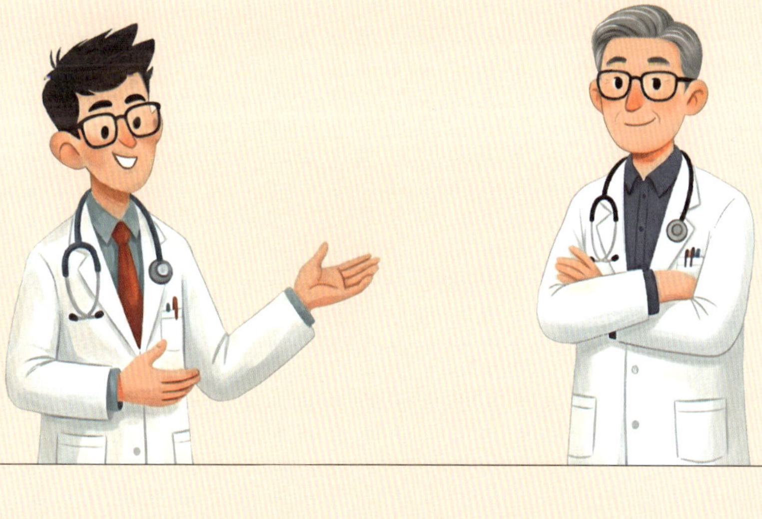

당뇨병과 흡연의 관계

흡연은 당뇨병 발생과 합병증 위험을 높입니다.

원인기전

인슐린 저항성 증가	염증반응 증가	복부비만 유도
니코틴이 인슐린 작용을 방해	만성 염증이 베타세포 기능 손상	체중은 줄어들 수 있으나 내장지방 증가

당뇨병 발생 위험 증가

- 흡연자는 비흡연자보다 2형 당뇨병에 걸릴 확률이 30~40% 높습니다.
- 하루 1갑 이상 흡연하면 당뇨병 발생 위험이 2배 이상 증가할 수 있습니다.

당뇨병 합병증 위험 증가

심혈관 질환	당뇨병성 신경병증	망막병증	당뇨병성 신증	말초혈관 질환
심근경색·뇌졸중 위험 5~10배 증가	통증성 말초 신경병증 악화	실명 위험 증가	미세단백뇨 발생률과 진행 속도 증가	하지 절단 위험 매우 증가

금연 시 효과

- 인슐린 감수성 개선
- 심혈관 질환 위험이 10년 내에 절반 이하로 감소
- 당화혈색소 수치가 평균적으로 0.3~0.5% 낮아짐
- 금연 후 체중은 약간 증가할 수 있으나 당뇨 위험은 감소함

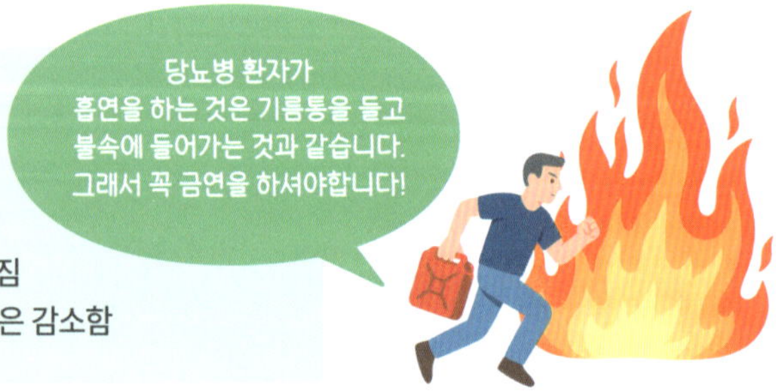
당뇨병 환자가
흡연을 하는 것은 기름통을 들고
불속에 들어가는 것과 같습니다.
그래서 꼭 금연을 하셔야합니다!

조재형(서울성모병원 내분비내과)

흡연이 혈압에 미치는 영향

흡연은 심혈관질환의 가장 큰 위험 요인입니다.

흡연은 혈압을 자주 올림! → **잦은 혈압 상승은 위험!**

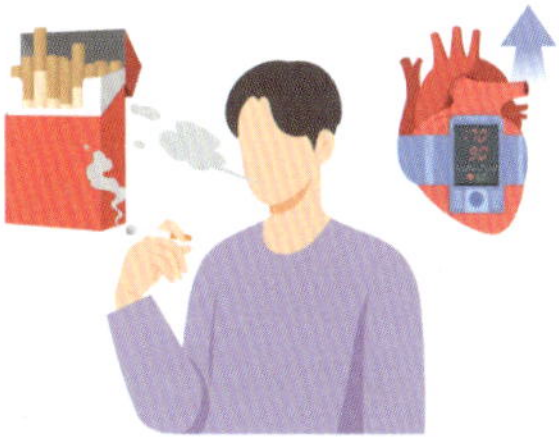

- 담배를 피우면 **교감신경**이 자극되어 **혈압이 상승**
- 흡연 후 **15분간** 혈압이 **5~10mmHg** 상승
- 하루 한 갑이면 **5시간 이상 고혈압 상태**가 지속

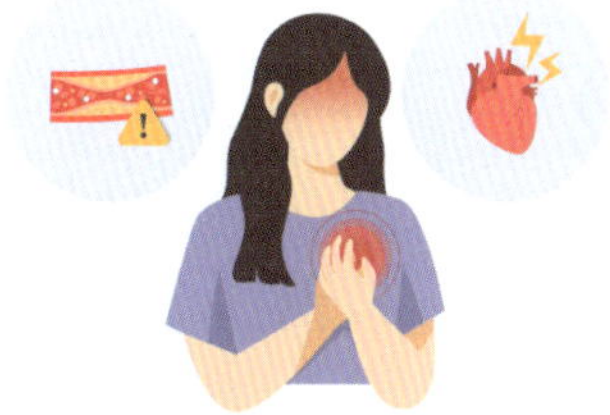

- 잦은 **혈압 상승**으로 인해 **혈관 손상**
- 이로 인해, **심장에도 지속적인 부담**
- 결국 **뇌졸중, 심근경색** 등 **치명적인 질환 위험 증가**

금연이 최고의 예방입니다.

금연은 혈압 안정, 심혈관 보호, 합병증 예방에 도움이 됩니다.
오늘부터 실천해보세요. 건강은 금연에서 시작됩니다.

흡연이 심혈관 질환에 미치는 영향

흡연자의 심혈관 질환 위험은?

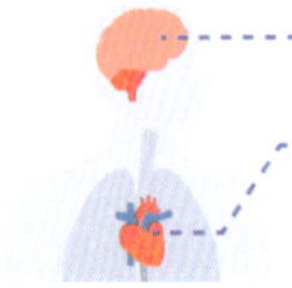

뇌졸중 위험 2배 ↑

심근경색 위험 2배 ↑

흡연량이 많을수록 더 위험합니다.

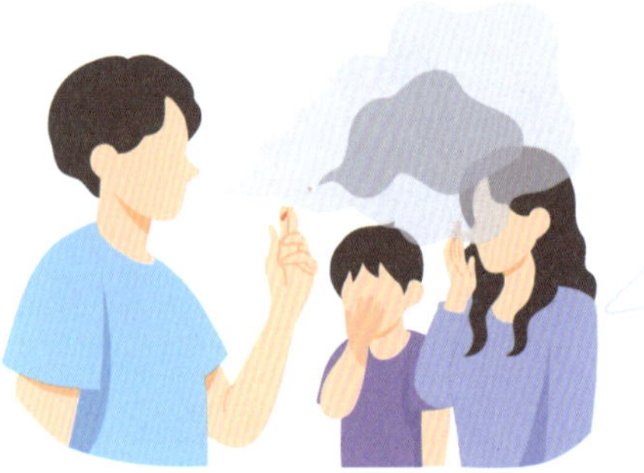

간접흡연도 위험합니다!

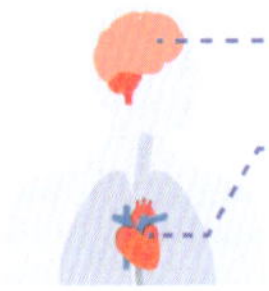

뇌혈관 질환 위험 2배 ↑

심혈관 질환 위험 1.3배 ↑

가족 건강도 위협받습니다.

왜 위험할까요?

니코틴 | 혈압 · 심박수 상승

일산화탄소 | 산소 공급 저하

→ 혈관 손상 → 동맥 경화

→ 심혈관 질환

심장을 지키는 가장 빠른 방법

금연은 즉시 효과가 나타납니다.

↓

1일 금연	혈압 안정
1년 금연	질환 위험 50% 감소

흡연은 심혈관 질환의 직접 원인입니다.
지금 당장 금연하세요.

조재형(서울성모병원 내분비내과)

금연 후 시간별 심혈관 변화

금연 직후부터 심장 건강이 회복되기 시작합니다.

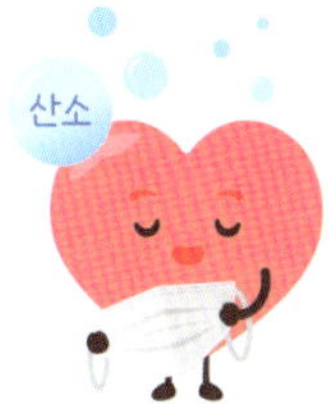

12시간 후

- 산소량 정상화
- 일산화탄소 감소
- 심장 부담 줄어듦

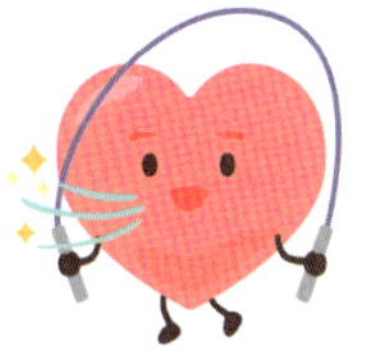

72시간 후

- 니코틴 거의 소멸
- 숨쉬기 편해짐
- 혈압 조절 쉬워짐

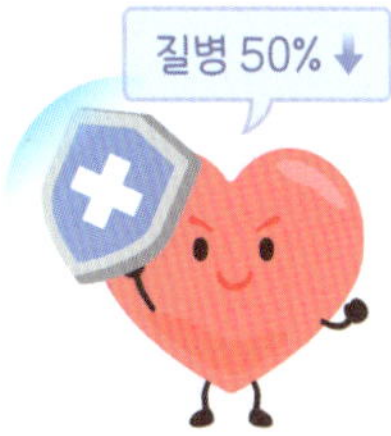

1년 후

심근경색 · 뇌졸중
발생 위험 절반 감소

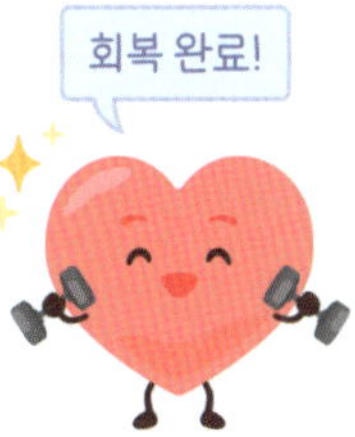

15년 후

심혈관 위험 비흡연자
수준으로 회복

지금 금연을 시작하면?

12시간 후	몸이 회복되기 시작합니다.
1년 후	질환 발생 위험이 절반으로 줄어듭니다.
15년 후	혈관이 다시 건강해집니다.

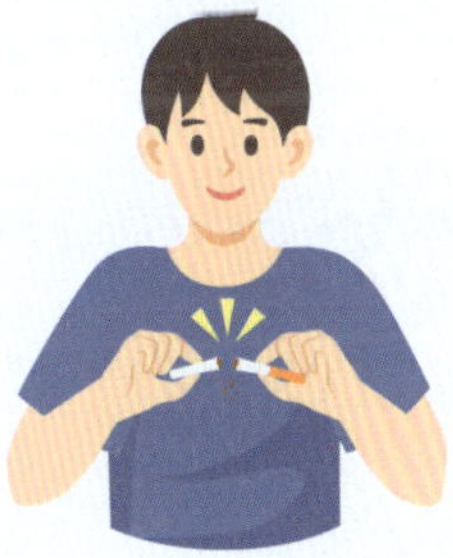

금연치료 안내사항(1)

금연치료 처방 기간

- 기본 3개월
- 금연 실패 시, 3개월 단위로 추가 2회 연장 가능

금연치료 처방 비용

첫 금연치료를 시작한 첫 3개월

- 1, 2회 차는 본인부담 진료비가 있습니다.
- 3회차부터는 비용이 발생하지 않습니다.

금연 실패 후, 금연치료 3개월 연장 시

- 처음 금연 치료와 동일하게 비용이 산정됩니다.

금연 성공 시, 건강보험공단에서 비용증빙자료를 제출하면
치료 비용을 환급 받을 수 있습니다.

금연치료를 위한 약제

처방 약물은 니코틴과 유사한 효과를 내는 성분입니다.

나타날 수 있는 부작용

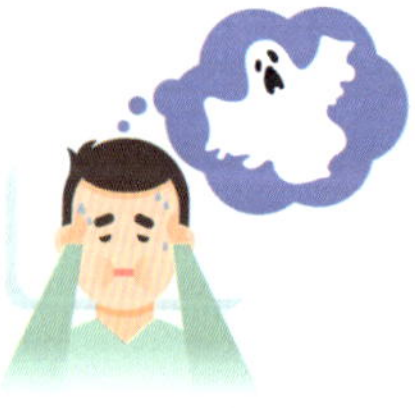

수면장애(악몽)

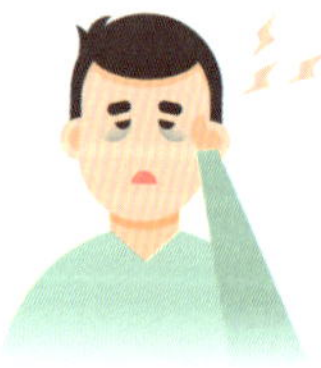

두통

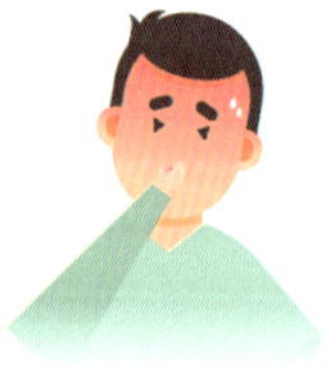

구역감

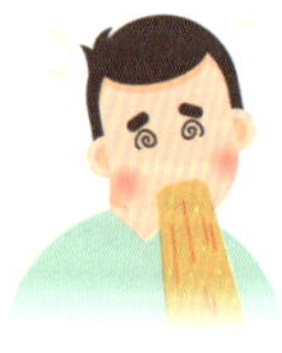

구토

* 증상은 심하지 않으며, 약을 중단하면 금방 사라집니다.

금연치료 안내사항(2)

금연 방법

- 처음부터 즉시 금연하기 어렵다면, **점점 흡연량을 줄이다가 3주 이후부터 완전히 금연**하도록 합니다.
- 금연 초기에 약이 부족하다고 느끼는 경우, **니코틴 패치나 니코틴 껌, 금연초 등을 함께 병용**할 수 있습니다.

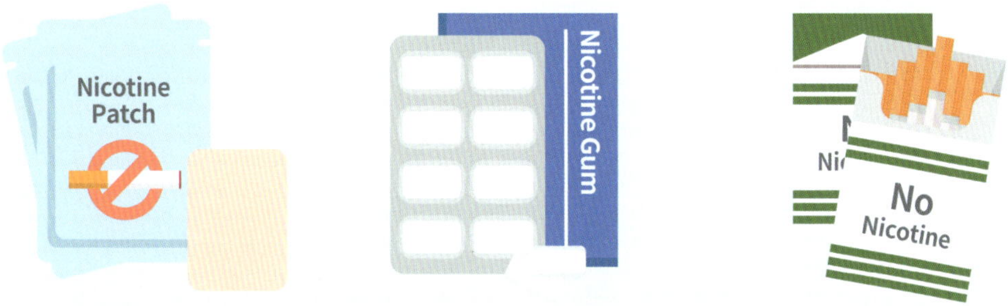

- 약을 꾸준히 복용하지 못해 남아있어도, **정해진 외래 날짜에 병원을 방문**해주세요.

금연을 위한 생활습관 변화

- 한두 번 흡연 하셨더라도 절대로 포기하지 마세요.
- 주변 사람에게 금연했음을 알리세요.
- 스트레스 상황에서 흡연을 대체할 만한 할 것을 미리 준비하세요.
- 되도록 흡연 장소에 가지 마세요.

PART 10

닥터바이스와 함께하는 건강관리

기술의 발전과 함께 만성질환 관리를 위한
다양한 디지털 헬스케어 시스템이 도입되고 있습니다.

'닥터바이스'는 의사와 환자의 소통을 중심으로 한
포괄적인 디지털 헬스케어 플랫폼으로,
의료진이 다양한 교육 자료를 활용해
환자에게 효과적인 교육을 제공할 수 있도록
설계된 시스템입니다.

이 장에서는 닥터바이스의 기능과 필요성을 이해하고,
의료진과 함께 이를 활용해 보다 효율적이고 지속 가능한
당뇨병·고혈압 관리를 실천하는 방법을 살펴보시기 바랍니다.

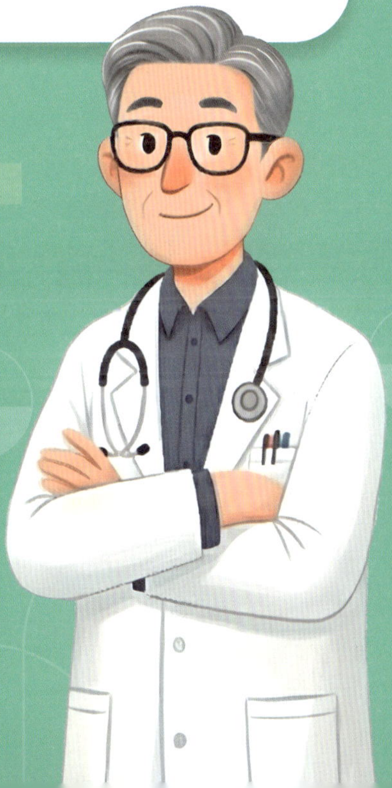

10-1

건강도 이제 스마트하게 관리하자!

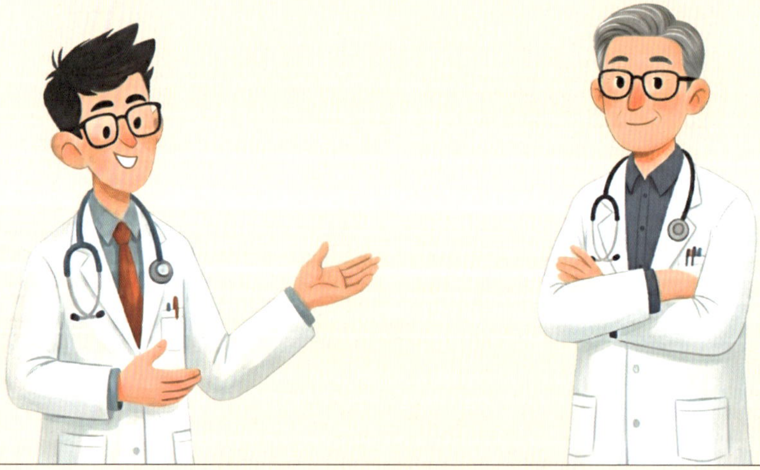

닥터바이스

편리한 만성질환 관리

App으로 내 건강 데이터를
손쉽게 관리할 수 있어요.
편리하게 당뇨병/고혈압 관리와
합병증 예방이 가능해요.
*** iOS, 안드로이드 모두 사용 가능해요.**

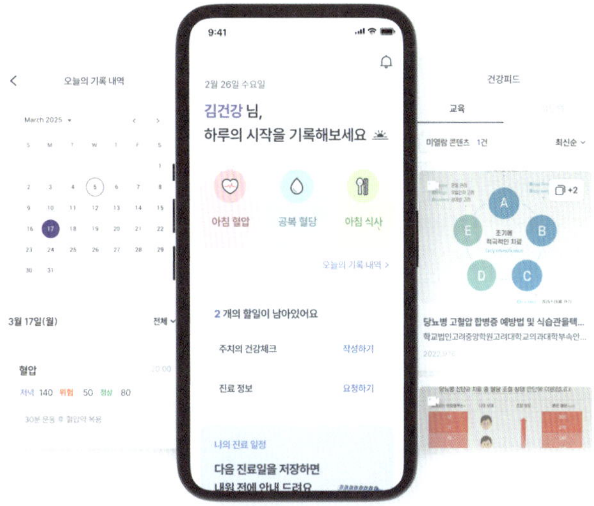

효과적인 만성질환 관리

주치의와 연결되어 있어
언제 어디서나 만성질환
관리가 가능해요.
언제든지 나의 질환 진료 기록을
확인할 수 있어요.

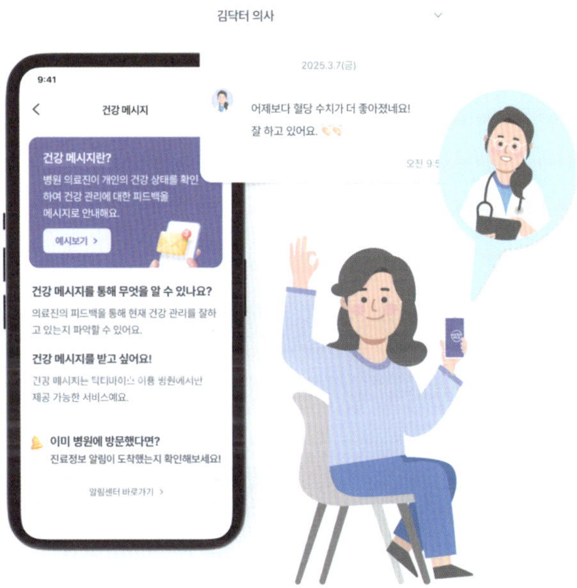

닥터바이스

주치의와 함께 지속 관리하는 만성질환

개인별 맞춤케어

나의 건강 상태를 가장 잘 아는 우리 동네 주치의로부터 1:1 맞춤 케어를 받을 수 있어요.

건강 소통

건강 문진과 메시지를 통해 현재 상태를 의료진에게 전달하고 피드백을 받을 수 있어요.

집에서 받아보는 전문 의료진의 질환관리·교육

맞춤형 교육 콘텐츠

진료 중 의사 선생님이 설명해주신 내용을 교육 콘텐츠로 받아볼 수 있어요.

나의 건강 히스토리

1년의 건강 목표와 검사 결과를 비교하여 건강 관리 시 참고할 수 있어요.

쉽게 입력하고 한눈에 확인하는 나의 건강 통계

나의 건강 통계

내가 입력한 혈당, 혈압, 식사, 복약, 운동 데이터의 기간별 통계 그래프로 내 건강 상태를 한눈에 체크할 수 있어요.

건강 피드백

건강 목표 달성을 위해 해야 할 일을 안내드려요. 제공되는 피드백을 통해 생활 습관을 개선해보세요.

일차의료만성질환관리 사업 참여하기

일차의료 만성질환관리 사업이란?

의사가 고혈압 · 당뇨병 환자에 대한 1:1 맞춤형 관리계획을 수립하여,
1년간 관리해드리는 서비스입니다.

케어플랜 수립

포괄평가를 진행 후,
= 문진+신체검사+임상검사
나의 건강관리 계획을
수립합니다.

(연 1회)

* 케어플랜 = 관리계획

교육 및 상담

개인별 질환에 맞는
= 고혈압/당뇨병/복합유형
질병관리 및 생활습관
개선의 교육과 상담을
제공해 드리는
서비스입니다.

(연 10회)

건강 모니터링

의사 or 간호사가
환자의 건강 data를
모니터링하여 약물복용,
합병증 유무 등을
체크해드립니다.

(연 10회)

참여 시 어떤 **혜택**이 있나요?

본인부담금 경감 30% → **20%**	관리계획 수립 연간 **1회 수립** / 연간 **2회 점검**	정기적 진료
교육 / 상담 연간 **10회**	생활습관 관리 연간 **12회**	합병증 검사 본인부담금 **20%**

대상 | 일차의료 만성질환관리 사업에 참여하는 모든 연령의 고혈압 · 당뇨 환자

닥터바이스 앱 다운로드 방법

① 앱 설치하기

스마트폰으로 QR을 찍고
닥터바이스 앱을 설치하세요.

또는 구글 플레이스토어에서
닥터바이스를 검색해주세요.

*** iOS, 안드로이드 모두 사용 가능해요.**

② 회원가입 및 로그인

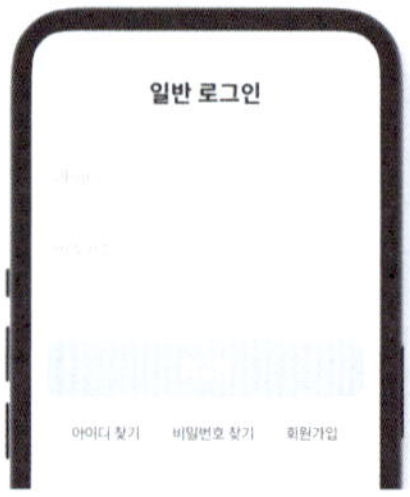

2가지 방법으로 회원가입을
진행해 주실 수 있습니다.

① 일반 회원가입 / 로그인
② 카카오로 로그인

③ 자가문진

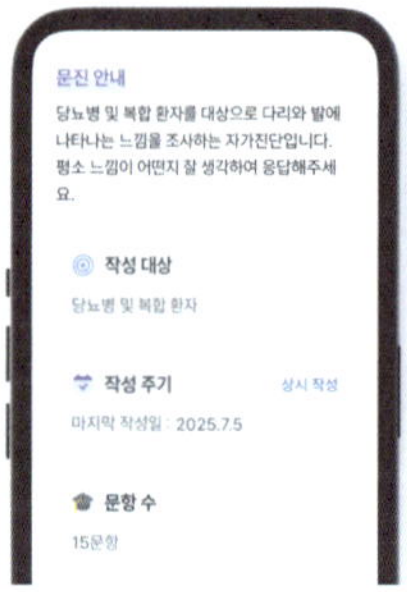

[마이페이지]-[건강문진]

정확한 진료지원 및 교육콘텐츠
발송을 위한 문진을 진행해주세요.

④ 혈당/혈압 입력

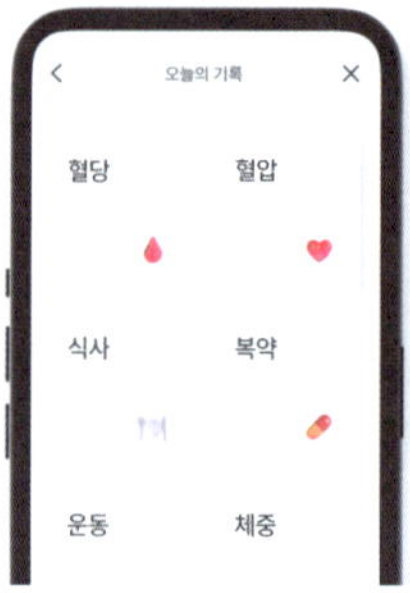

[오늘의 기록]에서
건강데이터를 기록해보세요.

내 건강데이터는 주치의와 공유됩니다.

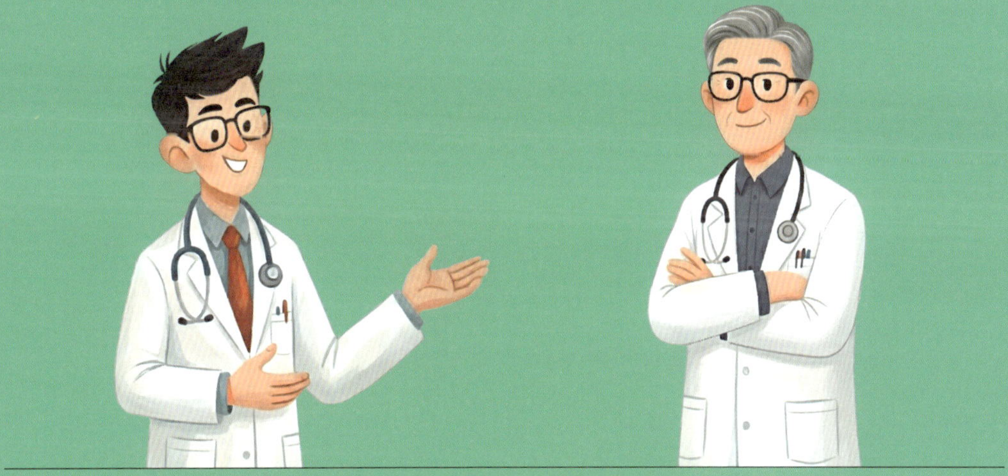

그림으로 배우는 닥터바이스의

당뇨병·고혈압 실전관리 로드맵

초판 1쇄 발행일 2026년 1월 15일

지은이 조재형, 이석종
펴낸이 유성권
편집장 이재선
기 획 유지인
마케팅 김호철, 최성규, 김진형, 정명한, 김모란, 노예련, 한태수, 임예설, 이윤숙
온라인 마케팅 김지현, 박수경, 윤정아
판 형 188*235 mm

펴낸곳 범문에듀케이션
주소 서울시 양천구 목동서로 211 범문빌딩 (우 07995)
전화 02)2654-5131 팩스 02)2652-1500
홈페이지 www.medicalplus.co.kr
출판등록 2011년 1월 3일 제 2011-000001호

ISBN 979-11-5943-532-4 (03510)

아침에 먹는 사과 한 알이 우리 몸을 건강하게 합니다.
아침사과는 건강한 몸과 마음을 만들어주는 책을 만드는 ㈜범문에듀케이션의 건강 실용서 브랜드입니다.